심장을 살리고 사회를 살리는

명의 송명근의 건강 교과서

심장을 살리고 사회를 살리는

명의

송명근의
건강
교과서

송 명 근 지음

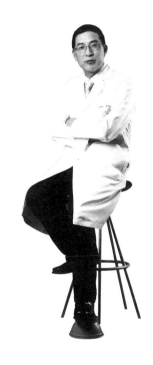

살림Life

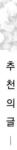
치유 능력은 내 안에 있다

　지금껏 40여 년 동안 당뇨병 환자를 치료하면서 늘 조기 치료가 중요하다고 생각했는데, 사실 그것보다 더 중요한 것은 처음부터 병에 걸리지 않도록 예방하는 것이다. 이것은 어떤 명의도 대신할 수 없는 철칙이라고 생각한다. 그래서 환자들과 면담할 때뿐만 아니라 일반인을 대상으로 강연할 때도 항상 운동을 하고 모자라거나 넘치지 않게 적당한 식사를 하라고 권한다.

　아마 저자도 같은 이유로 이 책을 썼으리라 생각한다. 의사는 건강을 잃은 사람들의 절망을 잘 안다. 한번 잃은 건강을 회복하는 데 얼마나 많은 노력과 힘이 드는지도 잘 알고 있다. 동시에 잃어버린 건강을 회복하는 데 드는 노력의 반의반만이라도 투자한다면 평균 수명 이상으로 건강하게 살 수 있다고 확신한다.

　개인적으로 가장 안타까운 것은 중년의 가장들이 업무 때문에, 또는 스트레스를 풀기 위해 술을 많이 마시거나 담배를 피우면서 몸에 좋다는 보양식이나 영양제를 그 대안으로 생각한다는 것이다. 건강은 단순히 몸에 좋다는 한 가지 음식만을 먹고 지킬 수 없다. 한 사람의 건강 상태는 규칙적인 운동과 균형 잡힌 식사 등 모든 생활 습관을 통해 이루어진다.

이 책에는 그런 정보들이 과장 없이 고스란히 실려 있다. 특히 2장, 4장에는 당뇨병뿐만 아니라 고혈압, 비만, 심혈관 질환 등 대표적인 생활 습관병의 원인과 이를 예방하는 방법들이 알기 쉽게 설명되어 있다. 이 책의 예방법에 정리된 운동법과 식단 등은 일상생활 속에서 쉽게 따라 할 수 있으므로 각 가정마다 이 책을 상비약처럼 두고 필요할 때마다 펼쳐 보기 바란다.

– 허갑범[연세대학교 명예교수, 김대중 전 대통령 주치의]

내게 맞는 건강법 찾기

이 책은 환자들이 진료 시간에 다 풀지 못하거나 평소에 궁금해 하는 건강 상식에 대한 답을 세세하게 알려 준다. 현명한 식사법과 운동법은 어떤 것이고, 건강을 관리할 때 주로 어떤 점에 주의해야 하는지, 건강한 생활 습관의 뼈대를 세우고 실천할 수 있는 방법을 쉽게 설명하고 있다.

그런 점에서 이 책은 일반인뿐 아니라 의사인 나에게도 반가운 책이다. 암을 치료하면서 새삼 깨닫는 사실은 암을 극복하는 곳은 병원이 아니라 치료 후 환자가 일상생활로 돌아갔을 때의 가정이기 때문이다. 물론 치료와 예방은 다른 문제이다. 그러나 공통점은 자신이 어떤 생활을 하느냐에 따라 그 결과가 달라진다는 것이다. 아직 큰 병에 걸린 것은 아니지만 늘 피곤하고 소화가 잘되지 않는 등 몸이 불편해 생활 습관을 개선해야 한다고 느끼는 사람이라면 이 책을 통해 도움을 받을 수 있을 것이다.

― 황대용[건국대학교 외과(대장암클리닉) 교수]

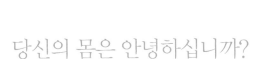

당신의 몸은 안녕하십니까?

해마다 텔레비전 뉴스에서는 대학입시 수석을 한 학생의 인터뷰 장면을 내보내곤 한다. 그런데 공부의 비결을 묻는 질문에 거의 예외 없이 "교과서만 가지고 공부했다."는 대답이 돌아온다. 어쩌면 그 대답은 사실일 수도 있고 아닐 수도 있을 것이다. 하지만 그 대답이 사실이라면 아마도 그 학생은 교과서로 예습과 복습을 거르지 않고 성실하게 했을 것이다. 기초가 튼튼하니 교과서 내용 이상의 응용 과정도 자연스럽게 익혔을 것이다. 실력은 나날이 좋아졌을 것이고 성적도 자연스럽게 상위권이었을 것이다. 다른 응용 과정이 있었을지도 모르지만 어쨌든 그의 시작은 분명히 교과서였을 것이다.

건강의 비결도 이와 비슷하다. 건강은 쉽게 유지되지 않는다. 자신에게 맞는 건강 정보를 바탕으로 자신만의 건강법을 만들고 실천할 때 건강의 기초가 완성되는 것이다. 그 이상의 응용 과정이야 개인별로 달라지겠지만 이런 기초만 제대로 활용해도 큰 병을 얻지는 않을 것이다.

이 책을 쓴 목적은 이런 건강법을 만들 수 있는 토대가 되는 건강 교과서를 제공하기 위해서다. 그 때문에 이 책에는 지난 30여 년 동안 흉부외과의로서 쌓았던 임상 경험을 바탕으로 비만, 당뇨, 암, 심혈관 질환 등 '생활 습관병'으로부터 자신의 건강을 지킬 수 있는 정보를 담았다.

1장에서는 우리 몸에서 에너지 발전소 역할을 하는 심장의 중요성과 반드시 알아야 할 심장병의 증상, 그리고 독자들이 스스로 심장의 건강 정도를 체크해 볼 수 있는 체크 리스트를 소개했다. 또한 심장과 다른 기관들이 건강을 유지하려면 어떤 것을 준비해야 하는지 건강의 기초에 대해 설명했다.

2장과 3장은 건강 교과서의 실천편으로 건강하게 오래 살려면 반드시 실천해야 할 생활 습관만을 모았다. 2장은 각종 생활 습관병을 예방하는 방법으로 생활 습관의 교정과 구체적인 실천법을 제시하고 있다. 이 실천법만을 기초로 해도 자신만의 건강 교과서가 완성될 것이다.

3장에는 현대인에게 치명적인 스트레스에 관한 이야기를 담았다. 스트레스는 질병의 치명적인 원인이므로 그 중요성에 따라 별도의 장을 마련해서 설명했다.

4장에서는 이미 병에 걸린 사람을 위한 건강법을 소개했다. 고혈압, 당뇨, 비만, 고지혈증 그리고 각종 심혈관 질환 등 이미 병에 걸린 사람은 평소 몸을 어떻게 관리할 것인가에 대해 이야기했다. 이 장을 참고로 할 사람들은 특히 의학정보를 가려서 받아들여야 하므로 각각의 병에 대해 많은 사람이 잘못 알고 있는 부분을 지적하고 정확한 정보를 제공하는 데 중점을 두었다.

또한 각 이야기의 끝에 간단히 메모할 수 있는 공간을 만들어 나만의 건강 교과서를 만들어볼 수 있게 했다.

마지막 에필로그 부분에는 인간 송명근에 대해 궁금해 하시는 분들을 위해 흉부외과의로서 살아온 필자의 지난 삶을 간단히 소개했고, 필자처럼 인생의 후반부를 준비하는 분들에게 응원의 메시지를 담았다.

책을 쓰는 내내 어렵다는 의학 지식을 어떻게 하면 보다 알기 쉽게, 그리고 더 정확하게 전달할 수 있을까 하는 것이 가장 큰 고민이었다. 아무쪼록 많은 분이 이 책을 통해서 생활 습관을 바꾸고 스트레스도 조절하고, 또한 미리 필요한 검사를 적절하게 받아서 수술대에 오르지 않게 된다면 더 바랄 것이 없겠다.

글을 쓰는 데 아내와 아이들의 응원이 많은 도움이 되었다. 그들에게 사랑과 감사의 마음을 전한다.

— 송명근[건국대학교병원 '송명근 심혈관외과 클리닉' 원장]

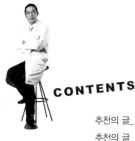

CONTENTS

 1장 100세 청춘으로 건강하게 살아라

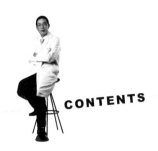

CONTENTS

 3장 유쾌하게 사는 스트레스 클리닉

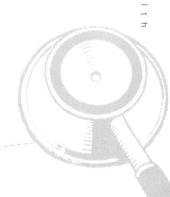

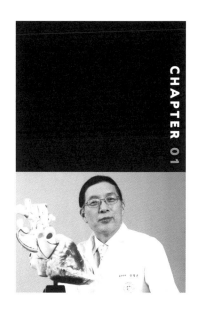

100세 청춘으로
건강하게 살아라

How to Keep Your Heart Health

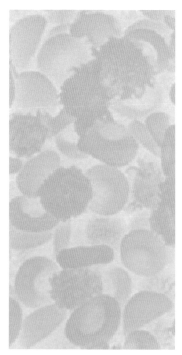

심장을 살리는
행복한 의사

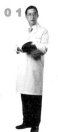

How to Keep Your Heart Health

어느 대기업 간부의 유언

　몇 년 전, 대기업에 간부로 있는 한 분이 외래 진료실을 찾아 왔다. 간단한 기본 검사를 해보니 심혈관 계통에 분명 문제가 있어 보였다. 나는 환자에게 정밀 검사를 해보자고 권했다. 그런데 그 환자는 회사에서 워낙 중책을 맡고 있다 보니 잠시도 쉴 틈이 없었다. 정밀 검사를 시작하려는데 그를 찾는 전화가 계속 걸려왔다. 아마도 회사에 어떤 큰 일이 생긴 듯했다. 결국 그는 정밀 검사는 시작도 못해 보고 검사 예약만 한 채 돌아갔다. '며칠 후면 다시 오겠지' 생각했는데 예약한 날짜에도 그는 나타나지 않았다. 단지 비서로부터 해외 출장 중이라는 연락만 왔을 뿐이다.

그 후 하염없이 시간만 흘러가던 중 우연히 그 환자와 통화를 할 수 있었다. 나는 걱정스러운 마음에 그에게 말했다.

"일에 몰두하여 열심히 사시는 모습을 보면 보기도 좋고 존경스러운 마음이 듭니다. 하지만 지금처럼 일만 하다가 쓰러지면 그 인생을 누가 보상해 주겠습니까? 가족들 생각도 하셔야죠. 그러니 아무리 바쁘시더라도 꼭 검사를 받으러 오세요."

그러자 그가 피곤에 찌든 목소리로 대답했다.

"네, 알겠습니다. 조만간 시간을 내보도록 하겠습니다."

하지만 그 후로도 그는 검사를 받으러 오지 않았다. 그런데 그렇게 통화하고 나서 반년도 채 지나지 않아 그가 중환자실로 실려 왔다. 이미 심장이 거의 다 망가져 소생이 불가능한 상태였다. 죽음을 눈앞에 두고 그가 마지막 말을 남겼다.

"다른 사람들에게는 저처럼 어리석은 짓을 하지 말라고 전해 주십시오."

때늦은 후회였지만 의미심장한 한마디였다.

그 일이 있은 후, 갑자기 쓰러져 수술실로 실려 오는 환자들을 볼 때마다 나는 그의 마지막 말을 떠올리곤 한다. 갑자기 쓰러져 입원한 사람 중에는 앞서 세상을 떠난 그 대기업 간부처럼 너무 열심히 일만 하느라 자신의 몸을 돌보지 않는 경우가 많다. 그리고 이런 사람들은 대부분 공통된 특징을 가지고 있다. 과도한 업무와 스트레스, 수면 부족과 운동 부족, 비즈니스 때문에 어쩔 수 없이 이어지는 폭음과 폭식, 그리고 지나친 흡연이 그것이다. 이런 경우 틀림없이 심혈관 건강에 이상이 온다. 그런데 바쁘다는 핑계로 정확한 검사마저 차일피일 미루다 보면 결국 생명이 위태로워지는 순간에까지 이르게 된다.

나는 심장 전문의다. 오늘도 메스를 들어 병든 심장에 새 생명을 불어넣는다. 그러나 의사이기 전에 나 역시 한 가정의 가장이요, 아직

할 일이 많은 50대다. 만일 여기서 쓰러져 버리면 잃어버릴 게 너무도 많다. 그렇기 때문에 나는 업무가 과도하지만 건강을 지키기 위해 검진을 절대 거르지 않는다. '건강을 잃으면 전부를 잃는 것'이라는 말도 있지 않는가.

한 번밖에 없는 인생, 좀 더 건강하고 활기차게 살고 싶은 것은 모두의 바람일 것이다. 그 바람대로 되려면 그만큼 관심과 노력을 기울여야 한다. 그런데 아직도 많은 사람들이 병에 걸리기 전에 미리 자신의 몸을 돌보고 검사하는 것을 잊은 채 살아가거나, 또는 병에 걸린 사실조차도 모른 채 병을 더 키우면서 살아가고 있어 안타깝기 그지없다. 적어도 이 책을 읽는 사람들에게는 그런 일이 없기를 바란다. 이제부터라도 제대로 된 정보를 접하고 건강을 위해 시간과 노력을 투자했으면 한다.

지금까지 많은 의사들은, 특히 심혈관 관련 분야 의사들은 병에 걸린 환자들을 치료하는 데에만 급급해 왔다. 나 역시 그런 의사들 가운데 한 사람이었다. 물론 그러는 사이 치료법은 더욱 발전했고 진단도 훨씬 간편해졌다. 하지만 이제는 치료 이전에 예방을 위한 일에 좀 더 많은 시간과 열정을 쏟아야 한다고 생각한다. 한창 일할 나이의 수많은 사람들이 수술실에 실려 오기 전에 자신의 건강을 스스로 돌볼 수 있도록 돕고 싶다.

지난 2007년 건국대학교병원으로 옮겨오면서 '송명근 심혈관외과 클리닉'을 연 것도 이러한 나의 바람과 무관하지 않다. 송명근 심혈관외과 클리닉은 24시간 진료가 가능한 시스템을 구축하고 1차 수술에 실패해 재수술이 필요한 환자들, 심장이식이 불가피하거나 더 이상 일반적 치료로 가망이 없는 환자들을 위해 운영되고 있다. 또한 이곳에서는 심혈관 질환을 예방하고 상담하는 업무도 중요하게 다루고 있다. 이곳이 세계적인 수준의 심장 센터로 거듭나면 그에 따른 수입으로 심혈관 질환을 예방하고 치료하는 연구에 더욱 많이 투자할 수 있을 것이다.

평균 수명이 연장되면서 우리의 인생은 더 길어졌다. 만일 자신이 지금 40대나 50대라 해도 앞으로 30~40년 뒤를 내다보고 제2의 삶을 계획할 때다. 그러기 위해서는 무엇보다 건강이 중요하다. 그리고 그 건강의 중심에는 우리 몸에서 가장 중추적인 역할을 하는 심장이 있다. 하루하루 자신의 심장을 지키는 일이 남은 인생을 보다 멋지게 보낼 수 있는 첫걸음이 될 것이다.

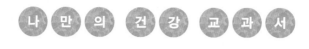

나 만 의 건 강 교 과 서

건강한 심장은 젊고 활기찬 인생의 필수 조건

How to Keep Your Heart Health

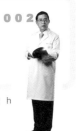

세상에서 제일 성능이 좋은 펌프, 심장

심장은 자신의 주먹 정도의 크기에 200~420g 정도의 무게를 가지고 있는 근육 기관이다. 심장은 하루에 평균 10만 번 정도의 박동을 통해 약 5 l 의 혈액을 몸 전체에 순환시키는 일을 하는데, 이 일을 한 사람의 생명이 다하는 순간까지 쉬지 않고 계속한다. 대부분의 심장은 특별한 수리나 정비 없이 평생에 걸쳐 35억 회 이상 박동을 하니, 지구상에 있는 어떤 고성능의 펌프도 따라갈 수 없는 고효율 펌프임에 틀림없다.

다들 잘 알고 있는 것처럼 심장은 우리 몸의 가슴 중앙부에 있으며 가슴뼈를 중심으로 왼쪽으로 좀 더 치우쳐 있다. 심장은 심낭이라고 하는 독특한 덮개에 의해 보호되는데, 심낭의 바깥쪽 벽은 심장에서 나오는 대동맥과 폐동맥의 연결 부위를 둘러싸고 있고, 심낭의 안쪽

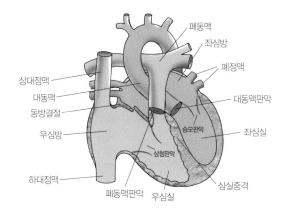

- 대동맥 : 심장에서 혈액을 싣고 나가는 큰 혈관.
- 상대정맥 : 상반신의 혈액을 모아 심장으로 싣고 들어오는 큰 혈관.
- 하대정맥 : 하반신의 혈액을 모아 심장으로 싣고 들어오는 큰 혈관.
- 폐동맥 : 우심실에서 받은 혈액을 폐로 보내는 혈관.
- 폐정맥 : 폐에서 오는 혈액을 심장으로 보내는 혈관.
- 우심방 : 대정맥에서 오는 혈액을 우심실로 보내는 역할을 하는 곳.
- 우심실 : 우심방에서 오는 혈액을 폐동맥으로 보내는 역할을 하는 곳.
- 좌심방 : 폐정맥에서 오는 혈액을 좌심실로 보내는 역할을 하는 곳.
- 좌심실 : 좌심방에서 오는 혈액을 대동맥으로 보내는 역할을 하는 곳.
- 삼천판막 : 우심방과 우심실 사이에 있는 판막.
- 승모판막 : 좌심방과 좌심실 사이에 있는 판막.
- 심실중격 : 우심실과 좌심실 사이에 있는 벽.
- 대동맥판막 : 좌심실과 대동맥 사이에 있는 판막.
- 폐동맥판막 : 우심실과 폐동맥 사이에 있는 판막.
- 동방결절 : 자체적인 전기 자극을 만들어 심장 박동을 조절하는 역할을 하는 곳.

벽은 심장 근육과 붙어 있다. 심장은 자체적으로 발생한 전기 자극을 통해 표면을 둘러싼 근육을 움직인다. 바로 이 움직임이 심장 박동이며, 이 심장 박동으로 심장에 연결된 혈관을 통해 온몸에 혈액이 돌게 된다.

심장은 두 개의 실과 두 개의 방으로 이루어져 있으며, 실과 방 사이에는 판막이 있어 한쪽 방향으로만 돌아야 하는 혈액이 거꾸로 거슬러 올라가지 못하도록 방지하는 역할을 한다. 보다 구체적인 심장의 구조와 기능은 〈그림 1〉을 참고하기 바란다.

심장을 구성하고 있는 기관들은 각각 고유의 역할이 있어서 만약 이 중 하나라도 자기 할 일을 게을리 하거나 멈추어 버리면 우리의 생명도 위협을 받게 된다. 그러니 이들 각 기관이 아무런 이상 없이 매일매일 건강하게 뛰어 주는 것에 감사해야 한다.

건강한 심장은 젊고 활기찬 인생의 필수 조건

│ "선생님, 살려 주세요."

40대의 한 여성 환자가 내게 말했다. 그 환자는 심장 근육이 늘어지고 활기를 잃어 심장 박동 작용에 이상이 오는 확장성 심근증을 앓고 있었다. 그 환자는 조금만 움직여도 가슴이 짓누르듯 아프고 숨이 차 몹시 괴로워했다. 증상이 점점 악화되어 응급실과 중환자실을 오가던 환자의 상태는 이제 의료 기계의 도움 없이는 잠시도 살 수 없을 정도로 심각한 상황에 몰려 있었다.

"심장이 수명을 다한 것 같습니다. 새 심장이 필요합니다."

절박한 심정으로 '살려 달라'고 하는 그 환자에게 내가 해줄 수 있는 말은 이것뿐이었다.

새 심장이 필요하다는 말에 환자와 보호자의 얼굴이 굳어졌다. 그 말은 곧 '심장 이식'을 해야 한다는 뜻이기 때문이다. 그러나 내가 심장 이식에 대해 차근차근 설명하자 그들의 표정이 다시 밝아졌다.

"정말 살 수 있는 거죠? 선생님만 믿겠습니다."

물론 심장을 이식하기 위해서는 누군가 심장을 기증하겠다는 사람이 있어야 하며, 여러 가지 조건이 환자와 잘 맞아야 한다. 따라서 환자와 맞는 심장 기증자가 나타나지 않으면 하루하루 피 말리듯 견디기 힘든 기다림의 시간을 보내야 한다. 이 문제가 해결되고 나면 그 다음부터는 살 수 있다는 환자의 굳은 믿음과 수술대에 서는 의사의 몫만 남게 된다.

우리는 흔히 "살아 있다."는 말을 "심장이 뛴다."는 표현으로 대신하며, '뜨거운 심장의 박동'을 '인생에 대한 뜨거운 열정'에 비유하곤 한다. 그만큼 심장은 우리 신체 중 가장 중요한 역할을 할 뿐만 아니라 우리의 삶 그 자체를 대변하는 매우 친숙한 존재다. 심장은 우리 몸에서 혈액순환의 중심이고 엔진이다. 심장의 기능이 떨어지면 온몸으로 가는 혈액의 양이 줄어들고 모든 장기의 기능이 떨어지며 생명을 위협받게 된다. 따라서 우리의 건강을 이야기할 때 심장의 건강을 최우선에 두는 것은 어쩌면 당연한 이야기일 것이다.

선천적으로 혹은 알 수 없는 이유로 심장병에 걸리는 사람들도 있다. 그러나 나머지 대다수의 사람은 평소 꾸준한 관리를 통해 심장의 건강을 스스로 지킬 수 있다. 만약 심장병에 걸리더라도 수술을 포함하여 자신의 상태에 맞는 적절한 치료를 받으면 대부분 다시 건강한 삶을 찾을 수 있다.

그런데 국내에는 나이가 많다는 이유로 수술을 받지 않으려는 환자들이 종종 있다. 하지만 나이가 들었다고 해서 심장 수술의 위험이 반드시 증가하는 것은 아니다. 오히려 나이보다는 동맥경화증이나 다른 장기의 기능 등이 위험을 판단하는 데 도움이 된다. 90세의 나이에도 건강한 심장이 있는가 하면 40세의 나이에도 무기력한 심장이 있는 것이 이러한 사실을 뒷받침해 준다. 따라서 보다 젊고 활기찬 인생을 원한다면 지금부터라도 건강한 심장을 위해 스스로 할 수 있는 일들을 시작해 보자.

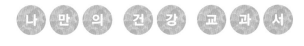

나만의 건강교과서

잘못된 생활 습관이 병을 만든다

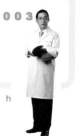

잘못된 생활 습관이 병을 만든다

│ 진료실에 들어서는 환자에게 어디가 아픈지 증상을 묻는 것 외에 의사가 가장 중요하게 체크하는 것이 있다. 바로 환자의 생활 습관이다. 그 이유는 잘못된 생활 습관이 현대인의 질병을 일으키는 가장 큰 주범으로 떠올랐기 때문이다.

어느 기업 영업과장인 42세 환자의 사례를 보자. 가벼운 협심증 증상으로 병원을 찾은 그에게 나는 평소 생활 습관이 어떤지 물었다. 다음은 대답을 토대로 그 환자의 하루를 재구성해 본 것이다.

아침 6시 기상. 간밤의 회식에서 폭음한 탓에 숙취가 있지만 아내가 끓여 준 곰국 한 그릇을 든든하게 먹고 출근한다. 출근하자마자 지난 달 영업 실적 부진을 이유로 부장에서 야단을 맞고, 부글부글 끓는 속을 진정시키려 연거푸 담배 두 대를 핀다. 어쩐지 목 뒤가 뻣뻣해지는 것 같다.

점심시간. 거래처 부장과의 식사 약속. 아침 먹은 것이 아직 소화가 채 안 된 느낌이지만 추어탕 한 그릇을 꾸역꾸역 밀어 넣는다. 식사를 마치고 담배 한 대로 입가심을 한다. 사무실로 돌아오는 길에 지난 달 퇴사한 직원을 우연히 만나 생크림을 잔뜩 얹은 카페모카 한 잔을 마시며 다시 담배 한 대를 핀다.

밤늦게까지 이어진 야근. 이번 달에 헬스클럽 끊어 놓고 못 간 게 벌써 열흘째다. 운동은커녕 숨쉬기도 바쁠 지경이니 오늘도 헬스클럽은 건너뛴다. 일을 끝내고 집으로 돌아가는 길. 출출한 김에 동료들과 근처 식당에 들러 삼겹살에 소주를 곁들여 마신다. 술자리에 어김없이 주식, 부동산 이야기가 등장하고, 적금 깨고 들었던 펀드가 바닥난 것이 머리에 떠오르자 또 속이 쓰리다. 빈 소주병은 늘어 가고 재떨이에는 담배꽁초만 가득 쌓여 간다.

이 환자의 생활 방식은 잘못된 생활 습관의 대표적인 표본이다. 식습관만을 보면 매 끼니마다 동물성 지방을 적정량 이상 섭취하고 있으며 운동도 부족하다. 게다가 폭음과 흡연은 우려할 만한 수준이다. 가장 심각한 것은 업무로 인한 스트레스를 적절히 해소하지 못하고 술과 담배로 해결하려고 하는 악순환이 반복되고 있다는 점이다. 만약 독자들 중에 이 환자의 하루와 자신의 하루가 별반 다르지 않다고 느끼는 사람이 있다면, 건강에 적신호가 켜지지는 않았는지 점검해 볼 필요가 있다.

일본에서는 심장병을 나쁜 생활 습관에서 비롯되는 질병이라 하여 '생활 습관병'으로 정의한다. 나쁜 습관은 중장년 이후 심장 건강에 치명적인 문제를 일으킨다. 따라서 심장병의 위험으로부터 자신을 보호하기 위해서는 현재 자신의 생활 습관을 점검하고 문제가 되는 부분을 개선하도록 노력해야 한다. 사실 생활 습관이라는 것이 오랜 시간에 걸쳐 몸에 밴 것이기 때문에 하루아침에 갑자기 바꾸기 어렵다. 그러므로 하루라도 빨리 시작하는 것이 좋다. 그래야 더 나이가 들기 전에 좀 더 시간을 두고 잘못된 생활 습관을 차근차근 바로 잡을 수 있기 때문이다.

심장 전문의가 '생활 습관'을 이야기하는 이유

우리는 과거보다 훨씬 깨끗한 곳에서 잘 먹고 잘 살고 있지만 만성 스트레스, 운동 부족, 비만, 과음 등으로 인해 당뇨병과 같은 만성 질환, 동맥경화증, 뇌졸중과 같은 심혈관 질환과 각종 암 등의 이른바 '생활 습관병'이라고 불리는 질병들로부터 건강과 생명을 위협받고 있다.

우리나라는 불과 반세기 전만해도 1인당 국민소득이 80달러에 불과한 가난한 나라였지만 지금은 1인당 국민소득 2만 달러를 넘나드는 경제적으로 풍요한 국가로 발전했다. 생활 수준이 높아지면서 우리가 먹고 입고 보며 살아가는 환경 자체가 놀라운 속도로 변화했고, 그에 따라 질병도 선진국형으로 변화하고 있다.

좀 더 구체적으로 말하자면, 위생 상태가 개선되고 영양 상태가 향상되면서 비위생적인 환경에서 발생하는 기생충 질환이나 장티푸스, 콜레라 등의 감염성 질환들은 과거의 질병이 되었다. 뿐만 아니라 과거에 숱한 생명을 빼앗아 갔던 충수돌기염(맹장염)이나 복막염 등은 의료 기술의 발달에 힘입어 비교적 쉽게 치료할 수 있게 되었고, 홍역, 볼거리, 풍진 등 각종 전염성 질환들은 예방 접종으로 발병률이 눈에 띄게 감소했다. 이런 결과로 우리 국민들의 평균 수명은 세계에서 유래를 찾기 힘들 정도로 빠르게 늘어나고 있고, 출산율 저하와 함께 우리 사회는 이미 노령화 사회에 진입했다.

반면 '생활 습관병'이라 불리는 현대의 질병들은 오히려 과거의 질병보다 더 무서운 위력을 발휘하며 폭발적으로 증가해 왔다. 현재 우리나라 사람의 사망 원인 가운데 1위가 동맥경화증으로 대변되는 순환기 질환(협심증, 심근경색증, 뇌졸중, 혈관 질환)인 것만 보더라도 그 심각성을 알 수 있다.

다행히 현대 의학은 거의 모든 병을 치료할 수 있을 만큼 발달했다. 병에 걸린 즉시 병원을 찾는다면 완치될 확률은 매우 높다. 검사 장비도 첨단화되어 검진을 통해 병을 초기에 발견하기도 쉬워졌다. 의사의 입장에서도 많은 환자를 살릴 수 있어서 감사할 따름이다. 하지만 이제는 병을 치료하는 것에만 만족할 수 없다. 병이 들기 전에 좀 더 적극적으로 미리 예방하는 차원에서 '생활 습관 개선' 프로젝트를 보다 널리 시행해야 한다.

과거에는 소아과에 감기 환자가 넘쳐났다. 그런데 요즘엔 건조한 실내 공기가 감기의 원인이라는 사실이 잘 알려지면서 집집마다 가습기 한 대 없는 집이 거의 없을 정도가 되었다. 그러자 소아과를 찾는 감기 환자의 수가 현격하게 줄어들었다. 이와 마찬가지로 지금부터 10년 정도만 꾸준히 식생활 개선이나 올바른 운동법 실행 등 생활 습관 개선 운동을 전개한다면 모든 심혈관계 질환은 지금보다 현저하게 줄어들 것이라고 확신한다.

　심장 전문의인 내가 이런 얘기를 하면 어떤 사람은 우스갯소리로 이렇게 말하기도 한다.

　"그러다 의사들 다 굶어 죽게?"

　틀린 말은 아니다. 환자가 줄어들면 그만큼 의사는 먹고살기 힘들어진다. 하지만 의사로서의 진정한 의무는 환자에게 보다 나은 삶의 질을 보장해 주기 위해 노력하는 것이다. 심장 전문의인 내가 지금 '생활 습관'에 대해서 이야기하는 이유가 바로 여기에 있다.

'생활 습관병'은 치료보다 예방이 먼저다

　　우리 주변에는 자동차를 유난히 오래 타는 사람들이 있다. 10년을 훌쩍 넘겨 20~30년까지 타기도 한다. 그런가 하면 새 차를 사서 함부로 타다가 5년도 안 되어 폐차해 버리는 사람도 있다. 자동차를 20~30년까지 타려면 어떻게 해야 할까? 분명 그 차 주인은 엔진 오일도 정기적으로 갈아 주고 이상이 생긴 부품이 있으면 고치면서, 그렇게 항상 조이고 닦으며 관리했을 것이다. 연료도 유사 휘발유처럼 차에 무리를 주는 것은 절대로 넣지 않았을 것이다. 만일 아무 연료나 넣고 엔진 오일도 제 때 갈아 주지 않고 점검도 하지 않은 채 계속 타고 다니면 차가 금방 못 쓰게 되어 버릴 게 뻔하다.

　사람의 몸도 마찬가지다. 몸에 좋지 않은 음식을 가리지 않고 먹고, 과로하면서 제대로 쉬지 않고, 운동도 하지 않으면서 정기 검진 한 번 제대로 받지 않고 살다 보면 우리 몸도 쉽게 고장이 날 수밖에 없다.

자동차야 고장이 나면 폐차해 버리고 새로 사면 그만이지만 사람의 몸은 그럴 수가 없다. 그러니 자동차보다 훨씬 공을 들여 관리해야 함은 너무나 당연한 이야기다.

실제로 남여의 차이가 약간 있기는 하지만, 체중 조절, 금연, 혈압 조절, 콜레스테롤(cholesterol)과 중성 지방의 조절만으로도 최소 3년에서 최대 15년 이상의 수명 연장 효과가 있는 것으로 연구 결과에 나타나고 있다.

그런데 가끔 이런 말을 하는 사람들을 보게 된다.

"요즘엔 약이 좋아져서 고혈압? 당뇨병? 심장병? 약만 잘 먹으면 돼. 걱정할 것 없어."

물론 틀린 말은 아니다. 확실히 요즘엔 약이 좋아져서 병에 걸린 후에도 약만 잘 챙겨 먹으면 생명에는 지장이 없는 경우가 많다. 하지만 평생 약물에 의지해 사는 것을 좋아할 사람은 많지 않을 것이다. 더구나 약물에만 의존하고 잘못된 생활 습관을 전혀 개선하지 않는다면 결국 각종 부작용에 시달리거나 더 이상 약물로도 어쩔 수 없는 지경에 이를 수도 있다.

누구나 노력하면 약물 없이도 건강을 유지하고 증진시킬 수 있다. 이것이 바로 우리가 추구하는 삶이다. 단순한 수명 연장이 아니라 그 속에서 얼마나 건강하고 활기차게 사느냐가 중요하다.

병에 걸렸다면 생활 습관에 더욱 신경 써라

어느 날, 회진 중에 한 환자와 담당 간호사가 실랑이를 하고 있는 것을 보았다. 무슨 일인지 들어 보니 수술을 앞둔 환자가 담배를 몰래 피우다가 들킨 모양이다.

"곧 수술하실 분이 이러시면 안 돼죠."

"알아요, 알아. 하지만 수술한다고 생각하니 불안해서 담배 생각이 더 나는 걸 어떻게 합니까."

담배 때문에 몸이 상해 수술까지 받게 되었는데도 또 담배 생각이 난다는 걸 보면 참 아이러니하다. 그런데 의외로 이런 사람들이 꽤 있다. 더 심각한 경우도 있다.

"이제 와서 생활 습관 좀 고친다고 몸이 좋아지면 얼마나 좋아지겠습니까. 괜히 힘들게 고생하기 싫습니다. 먹고 싶은 것 먹고 마시고 싶은 것 마시면서 그냥 이대로 살다가 죽으렵니다."

아예 이런 식으로 자포자기하는 환자도 있다. 그러나 이것은 명백히 잘못된 태도다. 왜냐하면 우리 몸은 다행스럽게도 놀라운 자생적 치유력을 가지고 있어서 한번 건강에 문제가 생겨도 그때부터라도 잘못된 생활 습관을 고치고 열심히 노력하면 원래의 건강을 회복할 수 있기 때문이다.

예를 들어 혈관의 경우에 완전히 꽉 막혀 괴사하기 전까지는 다시 회복할 기회가 얼마든지 있다. 혈관이 50% 정도 막혀 협심증이 온 경우라도 꾸준한 운동과 식이 요법을 통해 열심히 노력하면 혈관의 막힌 정도를 50% 이하로 떨어뜨릴 수 있다. 만약 혈관이 아닌 쇠 파이프였다면 이야기는 달랐을 것이다. 쇠 파이프의 경우 오래 써서 녹이 슬고 이물질이 끼기 시작하면 긁어내기 전까지는 저절로 쌓인 이물질이 사라지는 일이 거의 없다. 하지만 우리 몸은 다르다. 우리 몸의 혈관은 살아 있는 생명이기 때문에 한 번 막혔다고 그걸로 끝이 아니라 쌓인 이물질을 스스로 제거하는 능력을 가지고 있다.

당장 담배를 끊는 것만으로도 혈관은 회복되기 시작한다. 금연 후 3년 정도 지나면 75%까지 회복된다. 술을 끊으면 부정맥*이 없어진다. 얼마든지 정상으로 되돌릴 수 있다. 규칙적인 운동을 통해 심장이 다시 활력을 찾는 경우도 수많은 환자들을 통해 직접 확인할 수 있다.

다시 한 번 강조하지만 우리의 몸은 한번 나빠지면 그걸로 끝이 아니라 얼마든지 좋아질 수 있다. 물론 나빠지기 전에 예방하는 것이 가장 좋지만, 나빠지더라도 회복할 수 없을 만큼 아주 많이 망가지지 않은 이상, 노력하면 원래 상태만큼 좋아질 수 있다. 그러니 절대로 지레 상심하여 자포자기하는 일이 없기를 바란다.

건강 상식 *부 정 맥*

맥박이 고르게 뛰지 않는 상태. 심장의 전기 자극을 보내는 전도 장치에 이상이 있을 때 발생한다.

● ● ●

몸을 잘 돌보고 조심해서 다뤄라. 사람의 몸은 여분이 없다.
그러니 평소 부지런히 운동도 하고 잘 먹어 두어야 한다.

– 앤드류 매튜스

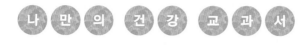

나만의 건강 교과서

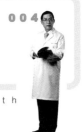

How to Keep Your Heart Health

반드시 알고 있어야 할 심장병의 증상

| 건축설계사 사무실을 운영하는 40대의 한 자영업자가 어느 날 갑자기 어깨에 통증을 느꼈다.

'벌써 오십견인가?'

평소 격무에 시달리던 그였지만, 어깨가 아프니 쉽게 '오십견'이라는 단어를 떠올렸다. 그리고 깊은 생각 없이 약국에서 파스를 사다 붙였다. 그러나 시간이 지나도 증세가 호전될 기미가 없자 아는 정형외과 의사에게 부탁하여 오십견에 좋다는 약까지 처방받아 먹었다. 그런데 며칠 후 그는 자신의 사무실 의자에서 사망한 채로 발견되었다. 그의 갑작스러운 죽음에 유족은 부검을 실시하기로 했다.

"평소 협심증 증상이 있지 않았습니까? 가슴 통증이라든지……."

부검의가 유족에게 물었다.

"어깨 아프다는 말은 했는데, 그게 협심증 때문이었나요?"

부검 결과 그의 사망 원인은 심근경색증인 것으로 밝혀졌다. 가벼운 협심증이 있었는데 아무런 조치도 하지 않고 방치한 결과 관상동맥이 완전히 막혀 버렸던 것이다.

유족의 입장에서는 통탄할 일이지만, 누구를 탓할 수도 없는 일이다. 자신의 통증이 무엇 때문에 생긴 것인지 모르면 이런 결과는 얼마든지 발생할 수 있다.

어깨가 아픈 것과 협심증이 어떤 관계가 있는 것일까 의아해 하는 사람들도 있을 것이다. 그러나 협심증의 일반적인 증상 중에 대표적인 것이 가슴 통증이다. 이 가슴 통증이 목과 팔까지 번져가는 경우가 있는데 더러는 어깨나 등의 통증으로 나타나기도 한다. 만약 이러한 지식을 어느 정도 갖추고 있었다면, 그래서 한번쯤 의심하고 검사를 받아 보았다면 갑작스러운 죽음만은 면할 수 있을 것이다.

이처럼 자신이 심장병일지도 모른다는 의심을 갖기 위해서는 심장병에 대한 지식을 어느 정도 갖추고 있어야 한다. 이에 대한 지식이 전혀 없으면 앞의 경우처럼 엉뚱한 병으로 의심하여 위험을 자초할 수도 있다. 또 사람에 따라서는 아무런 자각 증상 없이 심장병이 진행되는 경우도 있으므로 건강 검진을 주기적으로 받아 미리 점검하는 것이 큰 도움이 된다.

무엇보다 심장병은 대부분 정확한 진단과 적절한 치료를 통해 완치될 수 있으므로 증상을 미리 알아 두고 그 증상이 나타났을 때 즉시 병원을 찾는 것이 중요하다. 따라서 평소 심장병의 증상에 대해서 잘 알고 있으면 유사시에 현명하게 대처할 수 있을 것이다.

다음은 심장에 이상이 있을 때 발생할 수 있는 일반적인 증상을 정리한 것이다. 만약 다음과 같이 심장병을 의심할 만한 주요 증상이 나타날 때는 즉각 심장 전문병원의 도움을 요청하도록 한다.

호흡 곤란(숨이 참)

심장병의 가장 흔한 증상은 호흡 곤란이다. 심장병 때문에 나타나는 호흡 곤란은 심한 운동이나 성관계 후 또는 계단을 갑자기 뛰어 오른 다음에 나타나는 정상적으로 숨이 가쁜 느낌과는 다르다. 이유 없이 숨이 차는 느낌이 나타나면 심장병의 징후일 가능성이 높다. 심장병이 아니라 해도 호흡 곤란은 위험한 증상이므로 정확한 원인을 반드시 밝혀내야 한다.

피로감

피로감도 심장병의 흔한 증상이다. 물론 심장과 관련 없는 증상일수도 있다. 우울증의 대표적인 증상이 피로감이며, 당뇨병이나 폐질환, 갑상선 기능 저하나 고혈압 약 등을 복용한 후에도 피로감은 나타나고, 단순히 공복이거나 수면 부족이거나 스트레스가 심할 때에도 피로감은 나타날 수 있기 때문이다.

그러나 심장병과 관련된 피로감은 특징이 있다. 심장병의 피로감은 심장 근육이 약화되어 온몸의 세포에 혈액을 적절하게 보낼 수 없기 때문에 나타나는 것이다. 이것은 보통 아침에는 활력을 정상적으로 보이다가 시간이 갈수록 피로감이 심해지고 저녁이 되면 녹초가 되고, 심한 식욕 부진과 다리가 천근만근 무거워지는 증상을 느끼는 것이 특징이다.

흔히 피로감이 오래 지속되면 만성피로 정도로만 생각하기 쉬운데,

이것이 심장병의 주요 증상일 수도 있으므로 결코 무시해서는 안 된다.

졸도(기절)

졸도는 갑작스럽게 의식을 상실하는 것을 말한다. 신체적(심한 쇼크나 통증) 또는 감정적 스트레스(놀람)가 졸도를 유발할 수도 있지만 이유 없이 나타나는 경우도 있다. 졸도는 물론이고 졸도할 것 같은 느낌, 예를 들면 어지러움 등도 심장병의 증상일 가능성이 있다. 이런 증상이 나타나는 이유는 심장의 이상으로 뇌에 충분한 산소를 공급하지 못함에 따라 뇌의 의식이 순간적으로 사라지기 때문이다.

보통 뇌에 산소 공급이 10초 이상 원활하게 이루어지지 않으면 졸도가 발생한다. 심장 때문에 발생하는 졸도의 원인은 대부분이 심장 박동이 불규칙한 것을 이르는 부정맥으로, 심장의 박동이 너무 느리거나 빨라서 뇌에 충분한 혈액을 공급하지 못하는 상황에서 졸도가 발생한다.

이외에도 뇌로 혈액을 공급하는 목의 동맥이 막혀 졸도가 일어나는 경우도 있으며, 심장이나 동맥에서 떨어져 나온 작은 혈전이 작은 뇌 동맥을 일시적으로 막아서 졸도할 수도 있다. 어떤 이유든지 이런 증상이 발생하면 즉시 병원을 찾아야 하고 특히 부정맥과 관련이 있다고 생각되면 심장 전문의의 진료를 받아야 한다.

심계항진(가슴이 두근거림)

심장이 보통 때보다 빨리 수축하면 뒤에 정상적으로 이어지는 박동이 보다 강하게 느껴져 심장 박동이 건너뛰었다고 생각되는 경우가 있는데, 이것을 심계항진이라 부른다.

카페인, 흡연, 과식, 지나친 운동, 심한 스트레스나 약물 복용 등의 원인으로도 심계항진이 나타날 수 있기 때문에 자주 나타나지 않는다면 걱정할 필요는 없다. 하지만 이유 없이 가슴이 두근거린다고 느낄 만큼 심해지면 신체적으로도 위험할 수 있고, 심리적으로도 불안감을 느끼게 되므로 반드시 정확한 진단을 받도록 한다. 특히 가슴 통증, 호흡 곤란, 전신 무력증과 함께 나타난다면 지속 시간이 짧더라도 즉시 병원을 찾는 것이 좋다.

부종(몸이 붓는 현상)

임신 말기나 장시간의 여행 등과 같은 특별한 경우가 아닌데도 온몸이 붓는 부종이 나타날 경우에도 심장병을 의심할 만하다. 보통 눈, 가슴, 복부, 다리, 발목 등이 붓는데, 대개 부종의 발생 부위는 특정 심장병과 관련이 있다.

예를 들어 우심실의 기능이 저하되거나 삼천판막에 질환이 있을 경우에는 복부나 다리에 부종이 나타나는데, 이는 우심실이 폐로 적정한 양의 혈액을 보내지 못해 혈액이 정맥에 고이기 때문이다. 또 오래 서 있는 경우 발생하는 발목의 부종은 우심실 부전(우심실의 기능에 장애가 발생한 상태)의 증상인 경우가 많다.

우심실 부전의 가장 흔한 원인은 좌심실 부전으로, 좌심실의 부전만 나타나는 경우에는 폐정맥에 피가 고이게 되어 폐부종이 나타나고 호흡 곤란이 발생한다.

심장병 외에 콩팥의 질환, 간질환, 특정 부위에 발생하는 암, 임파선 계통의 이상 등에도 부종이 나타날 수 있으므로 원인 모르는 부종이 나타나면 병원을 찾는 것이 좋다.

피부 변색

순환기 계통*에 질환이 발생하여 우리 몸의 각 세포에 산소를 공급하지 못하면, 피부나 입술, 손톱 밑 조직이 청색증을 띠게 된다. 청색증은 선천성 심장병이나 말기 심장병, 심장에 상당한 손상을 받은 경우에 나타날 수 있다. 다만 추운 날씨에 노출된 경우에도 비슷한 피부 변색이 나타날 수 있는데, 이는 피부의 모세혈관이 추운 날씨 때문에 수축된 것으로 따뜻한 곳으로 가면 피부 변색이 곧 사라지게 된다. 일반적으로 청색증은 위험할 정도로 심장병이 진행되었다는 증거일 가능성이 높으므로 즉시 병원을 방문해야 한다.

건강 상식* 순 환 기   계 통

심장과 혈관 등 온몸의 세포에 영양분과 산소를 공급하고 노폐물을 제거하기 위해 혈액을 순환시키는 기관.

흉통(가슴 통증)

심장병으로 의심할 만한 가장 뚜렷한 증상은 흉통이다. 물론 모든 흉통이 심장병 때문에 나타나는 것은 아니지만 흉통을 경험했다면, 즉시 심장 전문의를 방문하는 것이 안전하다.

여러 증상이 한꺼번에 나타나는 경우

앞에서 말한 여러 가지 증상은 하나 둘씩 나타나기도 하지만 한꺼번에 나타나는 경우도 있다. 한꺼번에 나타나는 경우는 위급한 상태인 경우가 많으므로 즉시 조치를 취하고 병원을 방문하는 것이 좋다.

잘못된 생활 습관이 부르는 대표적인 심장 질환

61세의 한 남자 환자가 아내와 함께 검사 결과를 보기 위해 진료실에 들어섰다.

"관상동맥이 많이 좁아졌어요. 당장 시술을 받아야 합니다."

처음 내원할 때부터 말이 별로 없던 그 환자는 시술을 받아야 한다는 말에 울컥했는지 무겁던 입을 열더니 억울한 심정을 하소연하기 시작했다.

"제가 담배도 끊고 산에도 열심히 다니면서 나름대로 건강 관리를 잘했습니다. 그런데 왜 이렇게 된 거죠?"

그러자 옆에 있던 아내가 그걸 몰라서 묻느냐며 불쑥 끼어든다.

"당신은 몸을 너무 아끼는 게 병이야."

이야기를 들어 보니 남자는 지독한 보양식 광이었던 모양이다. 몸에 좋다는 장어, 미꾸라지는 기본이고 여름엔 보신탕에 겨울이면 곰국을 끼니마다 챙겨 먹을 정도였다고 한다.

몸에 좋다고 기름진 음식을 지나치게 많이 먹은 것이 오히려 그의 건강에는 좋지 않은 영향을 미친 것이다. 게다가 산에 다닌다고 자랑이었지만 산에만 갔다 하면 친구들과 어울려 거나한 뒤풀이도 빼놓지 않았으니 힘들게 산에 올라갔던 노력이 말짱 도루묵이 되기 십상이었을 것이다.

이처럼 우리 주위에는 건강에 정말 좋은 행동이 무엇인지 잘 모르고 잘못된 생활 습관에 젖어드는 경우가 많다.

심장 질환의 종류에는 여러 가지가 있다. 선천적인 질환도 있고, 바이러스가 원인이 되는 경우도 있다. 그 외에 현대 의학으로는 그 원인을 정확하게 알 수 없는 경우도 많다.

하지만 협심증과 심근경색증으로 대표되는 허혈성 심질환은 관상동맥이 좁아져 심장에 공급되는 혈액량이 줄어들거나 공급이 제대로 이루어지지 않아서 일어나는 질환이다. 이들 질환은 대부분 만성 스트레스와 흡연, 과음, 고지방식, 소금 섭취의 증가, 운동 부족 등의 잘못된 생활 습관에서 비롯된다. 이들 두 질환에 대해서 좀 더 자세히 알아보자.

협심증

협심증의 증상은 쥐어짜는 느낌의 가슴 통증, 목을 조르는 것 같은 통증, 가슴을 누르는 느낌 등으로 다양하게 나타난다. 사람에 따라서는 뚜렷한 증상이 없는 경우도 있다. 이런 협심증은 좁아진 관상동맥이 심장의 특정 부위에 혈액을 충분히 보낼 수 없을 때 발생하는데, 운동할 때처럼 혈액 요구량이 증가할 때 나타난다.

협심증의 가슴 통증은 심근경색증 때 나타나는 통증과는 다르며 계속되는 협심증을 방치하면 심근경색증이 발생할 우려가 높다. 이 협심증의 통증은 보통 가슴 한가운데서 시작되어 팔, 목, 턱으로 뻗어 나가는 경우가 많다.

사람에 따라서는 팔과 어깨, 심지어 손목까지 저리거나 감각이 이상하다고 말하는 사람도 있다. 대부분의 경우 1~15분간 지속되며, 그 이상 지속되면 심근경색증으로 간주하게 된다.

그러나 가슴 통증이 있는 것은 어떻게 보면 운이 좋은 것이라고 볼 수도 있다. 이런 경고성 증상 때문에 병을 찾아 쉽게 고칠 수 있기 때문이다. 반면에 가슴 통증을 전혀 느끼지 못하거나 가볍게 느끼는 무통협심증의 경우에는 심근경색증이 발병한 후에야 진단되는 경우가 많아 더 위험하다.

보통 협심증은 운동이나 심리적인 스트레스를 받는 상황에서 발생하며, 휴식을 하면 사라지는 것이 특징이다. 협심증의 85% 이상은 좁아진 관상동맥 때문에 나타난다. 하지만 나머지는 관상동맥이 경련성으로 좁아진 경우나 심장판막의 질환, 또는 좌심실의 이상 때문에 나타나기도 한다.

심근경색증

심근경색증은 관상동맥이 완전히 막혔을 때 심장 일부에 혈액 순환이 차단되면서 심근 세포가 부분적으로 죽음으로써 발생한다. 이때 즉각적인 조치를 취하지 않으면 심근 조직은 영구적으로 파괴된다.

대부분의 경우, 이학적 검사, 병력, 혈액 검사, 심전도 등으로 쉽게 심근경색증을 진단할 수 있다. 심근경색증의 전형적인 증상은 갑자기 심하게 짓누르는 것 같은 통증으로, 협심증처럼 팔, 목, 턱으로 통증이 뻗어 나간다고 느끼게 된다.

그러나 사람에 따라 증상이 다를 수 있으며, 위경련이나 소화 불량과 같은 증상을 호소하는 사람도 있고 가슴 일부의 통증만을 호소하는 경우도 있다.

만약 심하게 누르거나 쥐어짜는 것 같은 증상이 5분 이상 지속되거나, 또는 심하지 않더라도 20분 이상 지속되는 경우에는 즉시 심장 전문병원의 응급실을 방문하는 것이 안전하다. 빨리 응급실을 방문하면 생존율을 높일 뿐만 아니라 심장 기능의 상당 부분을 보존시킬 수 있기 때문이다.

돌연사의 공포, 건강한 심장 관리로 극복하자

│ 심근경색증이나 뇌졸중과 같은 순환기 질환이 무서운 이유는 돌연사의 위험 때문이다. 돌연사란, 말 그대로 갑작스러운 죽음을 의미하는 것으로 심장 발작이 일어난 후 1시간 이내에 사망에 이르게 되는 것을 말한다.

"50대 남성, 갑자기 쌀쌀해진 날씨 속에 무리하게 산에 오르다 심장마비로 사망."

"20대 대학 신입생, 신입생 환영회에서 폭음 후 귀갓길에 심장마비로 사망."

신문이나 뉴스를 통해 심심찮게 접하게 되는 이러한 사망 사고가 바로 돌연사의 전형적인 유형들이다. 평상시에 전혀 건강상에 문제가 없어 보이던 사람들이 갑작스럽게 사망하게 되면 주변 사람들은 마치 천재지변이라도 당한 것처럼 당황하게 되지만, 사실 이유 없는 죽음이란 없다.

돌연사는 대부분 심혈관 질환과 관계가 깊다. 돌연사를 일으키는 심혈관 질환은 크게 세 가지로 나눌 수 있다. 첫째가 심근경색증과 같은 허혈성 심장 질환이고, 둘째가 대동맥 파열 및 박리증*, 셋째가 심실성 부정맥**이다.

특히 이 중에서 우리가 생활 습관과 관련하여 계속 다루고 있는 심근경색증이 돌연사의 원인이 될 수 있다는 점에 주목해야 한다. 평소 협심증이 있었는데 이를 모르고 방치했다가 불시에 심근경색증을 맞아 미처 손을 써보지도 못하고 사망하게 되는 경우가 바로 그것이다. 보통 뻐근하고 짓누르듯 답답한 가슴 통증의 경우 협심증이나 심근경색증을 의심해 볼 수 있는데, 이럴 경우 빨리 심장 전문병원으로 가면 95%는 생명을 살릴 수 있다.

그러나 돌연사를 예방하기 위해서는 무엇보다 평소에 심장 건강 관리에 관심을 갖고 꾸준히 생활 습관 개선을 위해 노력하는 것이 중요하다. 또한 심근경색증은 주요 원인인 협심증을 미리 진단하고 치료함으로써 예방할 수 있다. 평소 협심증의 증상을 미리 알아 두어 의심 증상이 발생할 경우에는 곧바로 병원으로 찾아가 검사를 받고, 협심증 진단이 내려지면 치료를 받는 것이 좋다. 만약 심장에 이상이 없다는 것을 확인했다면 그 뒤 2년 정도는 안심해도 되지만, 2년이 지난 뒤에는 반드시 다시 한 번 검진을 받도록 한다.

한마디로 자신의 건강에 대해서 관심을 가지고 미리 대비하는 사람이라면 절대로 돌연사할 위험은 없다. 최근 들어 사람들이 자신의 건강에 관심을 많이 가지기 시작하면서 돌연사의 비중은 감소하고 있는 추세다. 돌연사가 무엇인지 알고 미리 병원에서 검사를 받는 사람이 그만큼 많아졌기 때문이다.

하지만 아직도 자신의 건강을 과신하거나 바쁘다는 이유로 의심 증상이 있음에도 불구하고 병원을 찾지 않는 사람들이 더 많은 것 같다. 조금만 더 주의를 기울인다면 자신도 모르게 협심증 등의 질환을 앓고 있다가 돌연사라는 불행을 맞는 일은 없을 것이다.

건강 상식[●] 대 동 맥 파 열 및 박 리 증

대동맥이 파열되거나 손상되는 질환. 마르판 증후군과 같은 유전적 질환인 경우를 제외하고는 대부분 고혈압 환자가 극도의 흥분이나 충격을 받았을 때 동맥 내 압력이 증가하여 혈관이 터짐으로써 발생한다. 가슴이 찢어지는 듯이 아픈 통증이 있으면 대동맥 파열이나 박리를 의심해 볼 수 있다.

건강 상식^{●●} 심 실 성 부 정 맥

심실 부위에서 부정맥이 일어나는 질환. 심근경색증 발병 이후 심장 근육이 경련을 일으켜 발생하거나 수술 후 더운 여름에 갑자기 땀을 많이 흘리면 전해질에 이상이 생겨 발생하기도 한다. 돌연사로 이어지는 경우가 많아 위험하지만 평소 심전도 등의 검사를 통해 예방할 수 있다.

심장 위험도 자가 진단 리스트

여기에서 제시하는 검사는 건국대학교 부속병원 '송명근 심혈관외과 클리닉'에서 사용하는 것이다. 이 검사는 세계의 유수한 심장병 관련 전문의와 의과학자들이 동의하는 내용을 '송명근 심혈관외과 클리닉'에서 그동안의 임상 경험을 토대로 심장병과 가장 연관이 높은 10개항을 발췌하여 구성했다. 이 검사의 목적은 사람들을 현명하고 행복하고 건전한 삶으로 유도함으로써 심장병의 위험에서 벗어나도록 하는 데 있다.

검사에는 성별 및 나이, 생활 중에 받는 스트레스의 정도, 본인과 가족의 심장병력, 흡연 습관, 혈액 내 콜레스테롤과 중성 지방의 농도, 당뇨병 유무, 고혈압, 운동 습관, 식이 습관 및 음주 습관과 체중 등이 포함되어 있다. 이 검사를 통해 심장 건강을 위협하는 요소에 자신이 어느 정도 노출되었는가를 알게 될 것이다.

특히 돌연사를 일으키는 심장병의 위험 정도를 정확하게 알 수 있다. 따라서 정직하게 대답하는 것이 진실에 가까운 심장 건강을 평가하는 길이다. 각 문항에서 선택한 답에 적혀 있는 점수를 더하여 자신의 최종 점수로 삼으면 된다.

| 심장 위험도 평가 |

제1항 성별 및 나이　　　　　　　　　　　　　　　　　　　　**점수**

남자　60세 이상 ·· 10

　　　45~60세 ·· 8

　　　30~44세 ·· 6

　　　30세 미만 ··· 0

여자　60세 이상 ··· 10

　　　45~60세(폐경기 이후, 호르몬 요법 안 함) ····················· 7

제2항 스트레스

업무나 가족 관계에서 3개월 이상 지속된 심한 스트레스를 받는다. ·········· 10

업무나 가족 관계에서 3개월 이하 지속된 심한 스트레스를 받는다. ·········· 8

업무나 가족 관계에서 3개월 이상 지속된 상당한 스트레스를 받는다. ········ 6

업무나 가족 관계에서 3개월 이하 지속된 상당한 스트레스를 받는다. ········ 4

특별한 스트레스를 느끼지 못하고 생활이 보람되고 즐겁다. ··················· 0

제3항 본인 및 가족의 심장병력

나는 심장병으로 진단받은 적이 있다. ···························· 10

형제가 심장병으로 진단받은 적이 있다. ························· 8

부모가 심장병으로 진단받은 적이 있다. ························· 8

4촌 이내의 친척이 심장병으로 진단받은 적이 있다. ·················· 6

우리 집안에는 심장병력이 전혀 없다. ························· 0

제4항 흡연

현재 흡연 중이며, 하루 반 갑 이상, 3년 이상 피웠다. ·················· 10

현재 흡연 중이며, 하루 반 갑 이상, 3년 이내 피웠다. ················ 8

현재 금연 중이며, 금연한 지 3년 이내다. ·················· 8

현재 금연 중이며, 흡연하는 사람과 동거 중이다. ················ 6

현재 금연 중이며, 금연한 지 3년 이상이다. ·································· 4

가끔 흡연한다. ··· 3

금연해 왔다. ··· 0

제5항 혈액 내 콜레스테롤과 중성 지방

콜레스테롤이 240mg% 이상이고, 중성 지방도 200mg% 이상이다. ········ 10

콜레스테롤이 240mg% 이상이거나, 중성 지방이 200mg% 이상이다. ········ 8

콜레스테롤이 200~240mg%이다. ·· 6

콜레스테롤은 높지 않지만, 중성 지방이 240mg% 이상이다. ·················· 8

검사한 경험이 없거나 모른다. ··· 5

콜레스테롤이 200mg% 이하고, 중성 지방도 200mg% 이하다. ·················· 0

제6항 당뇨병

있다. ··· 10

없다. ··· 0

제7항 고혈압 (30세 이상)

혈압이 160/90 이상이다. ·· 10

혈압이 145/90과 160/90 사이다. ·· 8

혈압이 135/90과 145/90 사이다. ·· 5

혈압이 135/90 이하다. ·· 0

제8항 운동 습관

운동을 거의 안 한다. ··· 10

유산소 운동을 하루에 30분 이상, 1주일에 1회 한다. ························· 5

유산소 운동을 하루에 30분 이상, 1주일에 2~3회 한다. ······················ 2

유산소 운동을 하루에 30분 이상, 1주일에 4회 이상 한다. ····················· 0

제9항 식이 습관과 음주 습관

매일 200g 이상의 육류를 섭취하거나, 1주일에 5회 이상 과음한다. ········ 10

1주일에 5회 이상 200g 이상의 육류를 섭취하거나, 3회 이상 과음한다. ······ 8

1주일에 3회 이상 200g 이상의 육류를 섭취하거나, 2회 이상 과음한다. ······ 5

1주일에 2회 정도 200g 이상의 육류를 섭취하거나, 가끔 과음한다. ············ 2

1주일에 2회 이하로 200g 이하의 육류를 섭취하고, 2회 이하로 절주한다. ······ 0

제10항 체중

10kg 이상 과체중이거나 복부 비만이 있다. ······························· 10

5~9kg의 과체중이다.(정확히 모르는 경우, 상당한 비만이다.) ················ 5

3~5kg의 과체중이다.(정확히 모르는 경우, 약간 비만이다.) ···················· 2

3kg 이하의 과체중이거나 정상이다. ····································· 0

| 평가 |

제1항부터 제10항까지의 점수를 합하여 총점을 계산한다. 이 점수에 따라 자신의 현재 상태에서 심장의 전체적인 위험도를 평가할 수 있다.

제1군 (총점 0~40)

심장 건강 상태가 양호한 상태이며 심장병 발생의 위험이 낮다. 가능하면 앞으로도 지금과 같은 생활 습관을 유지하도록 하라. 다만 특정 항목에서 높은 점수가 나왔다면, 그 분야의 교정에 특별히 주의를 기울여야 한다.

제2군 (총점 41~70)

심장이 상당한 위험에 노출되어 있다. 지금부터라도 심장의 건강을 해치는 생활 방식을 변화시켜야 한다. 그리고 가급적이면 병원에서 심장에 대한 종합적인 검사를 받아볼 것을 권한다. 특히 점수가 높은 항목을 집중 관리하여 위험도를 낮추어야 한다.

제3군 (총점 71~100)

심장이 매우 높은 위험에 노출되어 있다. 빠른 시일 내에 전문의를 만나서 심장
병 유무에 대한 진단을 받도록 하고, 만약 심장병으로 진단을 받았다면 더 악화
되기 전에 즉시 치료를 시작해야 한다. 그와 함께 심장병 위험을 높이는 요소를
줄이도록 노력해야 한다.

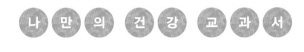

나만의 건강 교과서

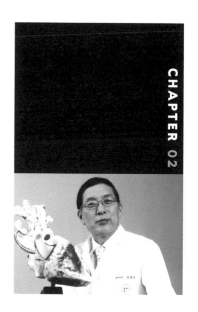

CHAPTER 02

건강하게 오래 사는
생활 습관 클리닉

How to Keep Your Heart Health

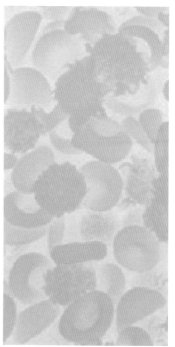

정기적인 검진을
생활화하라

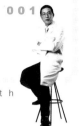

How to Keep Your Heart Health

병원과 친해져라

　　"지난 달 40번 째 생일을 맞아 내 자신에게 선물한다는 기분으로 종합 검진을 받았어요. 그러다 콜레스테롤 수치가 높다는 이야기를 듣고 내친 김에 심장 전문병원을 찾아가 정밀 검사를 받았죠. 다행히 큰 병이 있는 것은 아니었지만 이번 기회에 제 자신의 건강 상태에 대해서 좀 더 관심을 갖고 신경을 쓰는 계기가 되었어요."

　　얼마 전 건국대학교 심혈관외과 센터를 찾아 심장에 대한 종합적인 검사를 받았던 한 남자의 말이다. 이 사람의 경우뿐만 아니라 최근 들어 심장 건강에 관심을 갖는 40대가 점점 늘어나고 있다.

　　40대에 접어들면 앞으로 남은 인생을 어떻게 살 것인가 하는 고민을 누구나 조금씩은 다 하게 되는 모양이다. 그럴수록 자신의 몸과 건강에 대한 관심은 더 절실해진다. 이때 좀 더 현명하게 자신의 건강을 관리하는 방법은 '~카더라' 하는 식의 부정확한 정보에 의존하지 말고 정확한 검진을 통해 관리를 체계적으로 시작하는 것이다.

흔히 병원은 병에 걸려야만 가는 곳이라고 생각한다. 하지만 지금부터라도 병원은 병에 걸리기 전에 미리 가서 점검하는 곳으로 생각해 보자. 특히 심장의 경우 아무 이상이 없어도 2년에 한 번 검진을 받고 자신의 상태에 따라 관리하면 평생 건강하게 살 수 있다. 아무 이상 없으면 2년 동안은 병원에 가지 않아도 되고, 만약 뭔가 안 좋은 부분이 발견되었다면 그 부분만 관리해 주면 된다. 병원은 가까이 해서 나쁠 게 하나도 없다.

심장의 경우는 종합 검진보다는 심장 전문의를 통한 정밀 검사를 권한다. 종합 검진으로는 잡아내기 힘든 부분이 분명히 있기 때문이다. 과거에는 심장 전문병원에서도 심장 관련 질병을 진단하는 데 어려움이 있었다. 정확성도 떨어지고 다소 위험한 경우도 있었기 때문에 예방 차원의 검진보다는 당장 위급한 환자들에게만 정밀 검사를 하는 경우가 많았다.

하지만 요즘엔 검사 기술과 장비가 좋아져서 누구나 쉽게 정밀 검사를 받을 수 있다. 특히 관상동맥 CT의 경우는 진단도 정확해서 단순히 혈관이 막혔나 안 막혔나를 알아보는 차원이 아니라 현재 자신의 혈관이 몇 퍼센트나 막혀 있는지 정확하게 진단할 수 있다. 이런 혁명적인 검사를 통해 앞으로 심장 수술을 받는 사람들이 급격히 줄어들 것으로 확신한다.

과거에는 쓰러져야 심장외과를 찾는 사람이 많았지만 지금은 미리 확인하기 위해 스스로 찾아오는 사람이 많아졌다. 실제로 그런 부지런함 덕분에 생명을 구한 분들도 많다. 예전엔 될 수 있으면 병원을 멀리해야 건강한 사람이라고 했지만, 이제는 병원을 제집 드나들 듯 드나들며 수시로 자신의 건강 상태를 체크하는 사람이 진짜 건강한 사람이 되는 시대가 되었다.

친절한 의사를 찾아가라

예전에 미국에서 일할 때 환자들이 의사를 만나러 간다고 하면서 아침부터 들뜬 기분으로 아주 즐거워 하는 모습이 인상 깊었다. 그런데 한국에 들어와서 보니까 환자들이 의사를 만나러 간다고 하면서 겁내고 두려워하고 걱정부터 하는 것을 보고 안타까운 생각이 많이 들었다. 이게 다 권위적인 의사들 탓이 아닌가 생각한다. 지금까지 한국의 의사들은 환자의 어디가 어떻게 나쁜지 먼저 자발적으로 설명해 주기는커녕 환자가 궁금해서 묻는 질문에도 제대로 대답하는 모습을 보기 힘들었다.

하지만 이런 모습은 과거의 모습이다. 이제는 그런 권위적 모습의 의사들은 살아남기 힘들게 되었다. 그리고 환자들도 굳이 그런 의사를 찾아갈 필요가 없다. 내 건강을 지키자고 찾아가는데 괜히 스트레스받을 필요가 없다. 주위에 찾아보면 친절하고 편안한 의사를 얼마든지 만날 수 있기 때문이다.

요즘은 의사가 실력도 갖춰야 하지만 서비스 정신도 있어야 한다. 설명을 잘해 주고 질문에 잘 대답하고 환자를 도와 주려는 마음이 있어야 한다. 나 역시 젊은 의사들을 교육할 때 그런 부분을 강조한다. 각 병원들도 서비스 경쟁을 하는 시대라 콧대 높던 종합병원의 문턱도 한결 낮아졌다. 그만큼 우리 사회도 많이 성숙했다는 뜻일 것이다. 앞으로 의사를 만나러 가는 것을 즐겁게 생각하는 사람들이 더 많아졌으면 좋겠다.

정확한 진단을 위해 솔직하게 답하라

│ 가끔 의사를 시험하려 드는 환자를 만나는 경우가 있다.

"어디가 아프세요?"

"글쎄요. 숨도 좀 찬 것 같고 몸도 좀 붓는 것 같고……."

오랫동안 많은 환자들을 대하다 보니 청진기만 대봐도 대략 어떤 병이겠구나 하는 느낌이 오지만 정확한 검사를 해보기 전까지는 확실한 이야기를 할 수는 없는 일이다. 그런데 이런 환자는 의사의 질문에 대답을 그냥 얼버무리듯 대답하는 것이 '당신이 그렇게 대단한 의사면 어디 한번 맞혀 보시지' 하는 눈치다. 검사를 해보면 역시 예상했던 병명이 나온다. 그러면 그제야 '와~ 맞혔다!' 하고 좋아한다. 이런 환자들은 대부분 이미 다른 병원에서 검사까지 다 해보고 온 환자인 경우가 많다. 의사의 입장에서 참 난감하기 그지없다.

이처럼 간혹 자신의 병을 감추고 있다가 의사에게 맞혀 보라고 하는 환자들이 있다. 딴 병원에서 이미 다 검사해 놓고 또 다시 검사를 새로 한다. 담당 의사의 실력을 시험해 보기 위한 것인지 어쩐지 모르겠지만, 참으로 어리석은 행동이다. 이미 한 검사를 몇 번씩 또 하면서 시간과 돈을 낭비할 필요가 없다.

이미 나온 검사 결과가 있다면 의사에게 처음부터 알려서 보다 더

효율적으로 치료를 받을 수 있도록 해야 한다. 처음 온 것처럼 거짓말하고 감추고 하는 어리석은 행동은 하지 말아야 한다. 드물게는 생활 습관이나 병력, 가족력 등을 묻는 의사에게 솔직하게 대답하지 않고 속이는 환자도 있다. 의사가 환자에게 묻는 것들은 환자를 보다 잘 진료하고 최선의 치료 방법을 선택하기 위한 것이지 비난하거나 훈계를 하려는 것이 아님을 절대 잊지 말아야 한다. 이런 행동은 병을 치료하는 데 시간만 더 걸리게 할 뿐이다.

의사를 만나기 전 질문 리스트를 작성하라

생필품을 사러 마트에 가기 전에 알뜰 쇼핑을 하기 위해 사야 할 품목 리스트를 적어 본 경험이 있을 것이다. 이것은 병원에 갈 때도 마찬가지다. 진료 시간은 한정되어 있고 정해진 시간 내에 자신의 몸과 건강에 대해서 의사에게 궁금한 점을 물어 보고 최대한 많은 정보를 얻어 내려면 진료도 계획적으로 받을 필요가 있다. 그러므로 이때 질문 리스트를 미리 작성해 두면 도움이 된다.

외래 진료를 정기적으로 받으러 오는 환자들의 경우 다음 진료 때까지 보통 1개월이나 6개월 정도의 시간이 있다. 따라서 그 사이에 궁금했던 점들을 미리 적어 놨다가 진료 때 물어 보면 짧은 진료 시간을 보다 효율적으로 활용할 수 있다. 평소에 '건강 일지'를 작성한다면 더 큰 도움이 될 것이다. 자신의 증상이나 환경적 요소를 꼼꼼히 기록하고 평소 먹는 음식의 종류와 양, 운동 횟수와 시간 등을 기록해 둔다면 의사가 올바른 치료 계획을 세우고 처방을 내리는 데 많은 도움이 될 것이다.

또한 평소 건강과 관련하여 자신에게 필요한 자료—예를 들어 고혈
압에 좋은 음식과 피해야 할 음식 등—에 대해서 간호사에게 미리 요
청해 두면 자료를 준비해 주기도 하니 그런 시스템을 최대한 이용하
도록 하자.

TIP. 건 강 일 지 의 예

- **날짜** : 200X년 X월 X일
- **성별** : 남
- **나이** : 만 48세
- **키** : 170cm
- **체중** : 75kg
- **가족력** : 형님이 심근경색증으로 돌아가심.
- **현재 심장병 유무** : 2년 전 협심증 진단을 받고 치료.
- **흡연 유무** : 26년 동안 흡연, 지난 2년간 금연 중.
- **혈액 내 콜레스테롤과 중성 지방** : 중성 지방은 200mg% 이하로 유지하고 있으나 최근 콜
  레스테롤 수치가 245mg%로 증가했음(보름 전 수치).
- **당뇨병** : 없음.
- **혈압** : 135/90과 145/90 사이이며 혈압 약 복용 중.
- **운동** : 1주일에 빨리 걷기 2회, 등산 1회 실시.
- **식이** : 특별한 일이 없으면 한식 위주로 소식하려고 노력하나, 평소 모임이 잦아 육류를 다량
  섭취함. 1주일에 3회 이상 1회에 200g 이상 섭취.
- **음주** : 1주일에 3회 이상 과음함.
- **스트레스** : 최근 스트레스를 받은 일 없음.

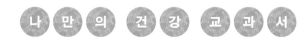

음식,
제대로 먹어야 건강하다

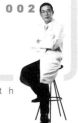

How to Keep Your Heart Health

기적의 식품에 관한 불편한 진실

 "어제 방송 봤어? 고구마가 고혈압에 그렇게 좋다네. 우
리 어서 고구마 사러 가자. 지금 마트에 난리래."

"이번엔 고구마야? 방송에서 뭐 좋다는 것 나올 때마다 그거 다 챙
겨먹는 것도 일이다, 일."

언제부터인가 공중파 텔레비전에서 국민 전체를 상대로 특정 식품
의 효능에 집중해서 설명하는 일이 일상이 되었다. 우리 몸은 우리가
먹는 음식에 의해 형성된다고 해도 과언이 아니다. "밥이 보약이다."
라는 속담처럼 어떤 음식이나 특정한 영양 요소가 들어 있으므로 잘
섭취하는 경우에는 보약처럼 효능을 가진 것도 사실이다.

그러나 자칫 특정 식품의 효능을 무조건 믿고 따를 경우 불필요하
게 편식할 수 있는데, 이는 결코 바람직한 현상이라고 볼 수 없다. 또

한 각종 건강 보조 식품이 마구 쏟아져 국민 건강을 위한 영양 관리의 근본적인 문제는 뒷전으로 밀리고 특정 식품과 건강 보조 식품을 먹는 것이 영양 관리의 대명사처럼 된 것은 우려스러운 일이다.

우리나라 사람들에게 있어서 영양 관리의 가장 큰 문제는 이처럼 균형 잡힌 식단의 개념이 없다는 사실이다. 또한 사람마다 나이와 질병에 따른 적절한 음식이 다른데도 불구하고 그러한 사실을 많은 국민들이 간과하고 있다는 점도 우려된다.

균형 있게 영양을 갖춘 적절한 음식을 맛있고 즐겁게 먹는 습관은 심장병, 뇌졸중, 고혈압, 당뇨병이나 암 등의 발병 위험을 낮출 수 있으므로 건강 관리에 큰 도움이 된다. 그러나 특정 식품만을 거론하는 것은 옳지 않다. 효율적인 영양 관리를 위해서는 먼저 건전한 지식을 갖추는 것이 필요하다.

다음의 내용은 의학협회와 영양학회에서 공식적으로 인정한 사실만으로 국한하여 영양 관리의 기본 개념을 설명한 것이다. 논란의 여지가 있는 내용은 제외했음을 미리 밝힌다.

식단을 다시 짜자

모든 음식은 크게 다섯 가지의 식품군으로 나눌 수 있다.

제1군 곡물류 − 밥, 면, 빵, 시리얼, 파스타 등
제2군 채소류 − 각종 채소류
제3군 과일류 − 각종 과일류

제4군 유제품류―우유, 요구르트, 치즈 등

제5군 육류―쇠고기, 돼지고기, 닭고기, 생선류, 콩류, 계란류, 견과류 등

기타군―지방, 기름, 사탕, 알코올, 조미료 등

우리의 건강을 위한 식단을 선택할 때 제1군부터 제5군까지의 음식을 고루 섭취하는 것이 이상적이다. 따라서 식단을 구성할 때 처음부터 각 군에 속하는 음식을 선택하여 종류를 선정하는 것이 효율적이다.

실제로는 제1군에서 전체 열량의 50% 이상을 공급할 수 있도록 하고, 제5군에 속하는 육류의 경우 하루 섭취량이 30%가 넘지 않도록 유의하는 것이 좋다. 또한 다섯 가지 식품군에 속하지 않는 기타군의 음식은 많이 먹으면 건강에 해가 될 수 있으므로 가급적 피하거나 제한적으로 섭취하는 것이 바람직하다. 식단을 짜거나 요리할 때, 또 식사할 때 이러한 점을 항상 고려하면 건강하고 균형 잡힌 식습관에 가깝게 다가갈 수 있다.

예를 들어 하루 2,000kcal를 음식을 통해 섭취하는 사람이라면, 전체 칼로리 중 50%에 해당하는 1,000kcal를 밥이나 면 빵 등의 곡물류로 채워야 한다. 참고로 우리가 먹는 밥 한 공기의 칼로리는 약 300kcal 정도다. 2,000kcal를 섭취하는 사람이 육류를 30%를 넘지 않게 섭취하려면 매 끼니마다 먹는 반찬 중에서 육류의 칼로리를 모두 합쳐서 600kcal를 넘지 않게 먹어야 한다는 말이다. 이해를 돕기 위해 우리가 평소 자주 먹는 육류 음식의 칼로리를 보면, 제육볶음 한 접시가 약 193kcal, 고등어구이 한 토막이 약 190kcal, 계란프라이 하나가 약 109kcal이다.

요즘엔 인터넷 등의 매체를 통해 우리가 먹는 음식의 칼로리를 쉽게 알 수 있다. 그러니 하루 동안 자신이 먹는 음식을 일일이 기록하고 그 음식의 칼로리를 모두 계산해 보라. 이렇게 1주일 동안만 해보면 자신의 식사 습관의 문제점을 쉽게 알 수 있을 것이다.

TIP. 건 강 식 단 의 예

※ 하루 약 2,000kcal를 섭취하는 성인 기준, 반찬 칼로리는 1인분 기준

- **아침** : 밥 1공기(300kcal), 미역국(55kcal), 김치(10kcal), 김(20kcal), 콩나물무침(38kcal)
- **점심** : 밥 1공기(300kcal), 고등어구이(190kcal), 무된장국(55kcal), 도토리묵무침(86kcal), 연근조림(62kcal), 김치(10kcal)
- **간식** : 우유 1잔(120kcal), 견과류 1종지(75kcal), 사과 반 개(50kcal)
- **저녁** : 밥 1공기(300kcal), 김치찌개(55kcal), 잡채(178kcal), 취나물(54kcal), 김치(10kcal)

식품과 영양이 우리 몸에 미치는 영향

사람의 몸은 운동 여부에 관계없이 온몸의 장기가 적절하게 기능을 유지하기 위해 영양소가 필요하다. 사람의 몸에 필요한 영양소에는 탄수화물, 단백질, 지방, 비타민, 미네랄과 물 등이 있고, 이런 영양소는 음식으로부터 얻는다. 물은 엄격히 말해 영양소는 아니지만 우리 몸이 적절히 기능하는 데 꼭 필요한 요소다.

탄수화물

균형 잡힌 식사를 하는 사람의 주요 에너지 공급원은 탄수화물인데, 두뇌와 중추신경계와 근육의 기능을 유지하기 위해 공급되는 주

에너지 재료가 바로 포도당과 같은 탄수화물이다. 따라서 식단에서 탄수화물을 극히 제한하는 것은 바람직하지 못하다.

우리 몸은 대사 과정을 거쳐 흡수한 탄수화물을 포도당으로 변화시킨다. 이 포도당은 우리 몸의 세포에서 즉시 사용될 수 있으며 남는 포도당은 글리코겐이라는 복합 탄수화물의 형태로 나중에 사용할 수 있도록 간과 근육에 보관된다. 간과 근육에 보관된 글리코겐은, 필요한 경우에는 곧바로 포도당으로 전환되어 사용될 수 있다.

그런데 문제는 일단 우리 몸의 글리코겐 창고가 채워지면 남는 당은 지방으로 전환되어 장기 보관된다는 점이다. 배와 엉덩이 등에 쌓이는 중성 지방이 바로 그것이다. 따라서 필요 이상의 탄수화물을 과다 섭취할 경우엔 비만으로 이어질 수 있으므로 적정량 이상을 섭취하지 않도록 주의해야 한다.

당이나 전분은 모두 탄수화물이며 1g의 탄수화물은 대사 과정이라는 화학 반응을 통해 약 4kcal의 에너지를 만들어 낸다. 가장 흔한 당은 포도당이며 포도당이 함께 결합하여 다양한 크기의 복합 탄수화물을 만들어 낸다. 전분은 중요한 복합 탄수화물이며 음식을 통해 공급되는 주요 포도당의 공급처다. 섬유소는 복합 탄수화물의 한 종류로 심장병과 암 예방에 효과적인 중요한 성분이다.

단당류

단당류는 당이라고도 하며 우리 몸의 세포에서 현금처럼 즉시 사용되는 주요 에너지 공급원이다. 우리가 사용하는 단당류는 대사 과정을 통해 쉽게 분해되어 복합 탄수화물과 달리 곧바로 에너지원으로 사용될 수 있다. 정제된 설탕, 흑설탕, 콘스위트, 시럽, 꿀 등이 주로 단당류를 많이 포함하는 음식에 속하며 캔디, 탄산 음료, 잼, 젤리 등에도 당이 많이 포함되어 있다.

정제된 설탕은 음식에 추가 칼로리를 공급하지만 그 외의 다른 영양소의 공급은 없다. 그러나 같은 당을 과일에서 얻는다면 필요한 비타민이나 미네랄 등을 함께 공급받을 수 있으므로 가급적 설탕 섭취량을 최소화하고 대신 과일 섭취를 늘리는 것이 영양 관리에 도움이 된다.

전분

전분은 소화 과정을 거쳐 단당류로 분해되는 탄수화물이므로 복합 탄수화물이라고 부른다. 밥, 면, 빵, 시리얼, 옥수수, 강낭콩, 감자, 파스타 등이 전분을 많이 포함하고 있다. 전분은 비교적 저칼로리 음식이며, 전분을 주식으로 하는 사람들은 고지방식이나 정제된 설탕과 같은 음식을 많이 먹는 사람보다 관상동맥 질환의 발생 빈도가 훨씬 적다. 하루에 소비하는 열량의 50% 이상을 전분과 같은 복합 탄수화물로 채우는 것이 좋다(단, 체중 조절 중일 경우에는 평균 하루 소비 열량보다 적게 섭취하는 것이 원칙이므로 복합 탄수화물의 섭취량도 함께 줄여야 한다).

식이섬유

식이섬유는 복합 탄수화물로서 심장병과 암의 발생 위험을 줄이고, 위나 장의 질환을 예방할 수 있다. 식이섬유는 사람이 소화시킬 수 없으며, 다만 물과 결합하여 변을 부드럽게 하고 변비를 예방함으로써 장암을 예방하는 것으로 알려져 있다.

식이섬유는 셀룰로오스(섬유소), 펙틴이나 리그닌 등으로 다양하게 구성되어 있다. 대부분의 감귤류 껍질에서 발견되는 펙틴은 콜레스테롤을 낮추는 효과를 갖고 있으며 귀리의 왕겨에 많은 리그닌은 소장에서 콜레스테롤을 흡수하여 몸 밖으로 내보냄으로써 혈중 콜레스테롤을 낮춘다.

식이섬유는 수용성 식이섬유와 불용성 식이섬유로 나눌 수 있는데 수용성 식이섬유는 쌀겨, 채소, 과일 껍질, 콩, 귀리나 옥수수에 많이 들어 있다. 불용성 섬유소는 물에 녹지 않지만 밥, 면, 시리얼, 통밀빵이나 파스타 등에 많이 들어 있다. 하루 권장량은 수용성 식이섬유와 불용성 식이섬유를 합쳐서 20~25g 이상이다.

식이섬유가 많은 음식은 복합 탄수화물, 단백질, 비타민, 미네랄을 포함하고 있으며 지방 함유량은 거의 없거나 적기 때문에 체중 조절에 매우 유용하다. 뿐만 아니라 위나 장에서 상당한 부피를 차지하므로 포만감을 느끼게 하여 식욕을 떨어뜨리는 역할을 한다. 단, 식이섬유가 건강에 꼭 필요하다고 해서 갑자기 많이 섭취하면 장내 가스가 많이 발생하거나, 복부 팽만감, 설사 등의 증상이 나타날 수 있으므로 서서히 섭취량을 증가시켜야 한다.

식이섬유는 과일이나 채소를 통해 섭취하는 것도 좋은데, 식이섬유가 많은 과일로는 복분자, 살구, 바나나, 배, 사과, 오렌지 등이 있으며, 식이섬유가 많은 채소로는 콩, 완두콩, 옥수수, 고구마, 당근, 감자, 브로콜리, 토마토 등이 있다.

단백질

우리 몸은 흡수된 단백질을 통해서 성장하고 체형을 유지하며, 질병

회복에 필요한 물질을 만들어 낸다. 체내 호르몬 생산, 각종 효소와 항체 등의 생산에도 모두 단백질이 관여한다. 매몰 사고와 같은 때에 사람이 오랫동안 먹지 않고도 버틸 수 있는 것은 근육 속에 있는 체내 단백질이 응급 상황에서는 에너지원으로 사용될 수 있기 때문이다.

단백질은 아미노산으로 분해되어 세포 분열에 필요한 물질을 공급한다. 아미노산의 종류는 스무 가지나 되며 우리 몸은 아홉 종의 아미노산을 제외하고는 모두 자체 생산할 수 있다. 우리 몸이 생산할 수 없는 아홉 가지의 아미노산은 반드시 음식으로 공급되어야 하며 그렇지 못한 경우 결핍 증상이 나타나는데 치명적일 수도 있다. 이 아홉 가지의 아미노산을 필수 아미노산이라고 부른다.

단백질은 동물성 단백질과 식물성 단백질로 나눌 수 있다. 동물성 단백질은 쇠고기, 돼지고기, 닭고기, 생선, 계란, 유제품에 많이 포함되어 있으며, 이런 동물성 단백질은 혈중 콜레스테롤을 증가시켜 심장병의 원인이 되는 경향이 있다. 반면에 식물성 단백질은 혈중 콜레스테롤을 낮춰 심장병 발생 위험을 낮춘다. 식물성 단백질은 쌀, 감자, 콩, 귀리, 호두, 브로콜리 등에 많다.

지나치게 많이 섭취한 단백질은 지방으로 전환되어 몸에 축적된다. 따라서 단백질도 과식하는 경우에는 비만의 원인이 된다. 단백질은 하루 소비 열량 중 30%가 넘지 않는 범위 내에서 섭취하도록 한다. 이것을 양으로 환산하면 대략 60g 정도인데, 심혈관 질환이 있는 사람은 10% 미만으로 섭취하는 것이 좋다.

지방

식이용 지방은 단백질이나 탄수화물에 비해 두 배 이상의 열량을 내기 때문에 영양 요소로서 매우 중요하다. 지방은 비타민의 체내 이동을 돕고 호르몬 생산과 세포막 생성에 기여하며 체내 에너지 보관에 중요한 역할을 한다. 뿐만 아니라 지방은 간에서 콜레스테롤을 생산할 때 필요한 재료가 된다.

사람은 체내 화학적 균형을 위해 필수 지방산을 포함한 소량의 지방 섭취가 꼭 필요하다. 지방이 많이 포함된 음식은 포화 지방, 고도 불포화 지방과 단일 불포화 지방의 세 종류의 지방 혼합물을 포함하고 있으며 이 중 한 종류가 특히 많은 것이 보통이다.

포화 지방

포화 지방은 육류나 유제품과 같은 동물성 음식과 야자유나 코코아와 같은 열대 과일에서 나오는 기름에 많이 포함되어 있다. 포화 지방은 실온에서 고체 형태이며 주로 간에서 건강한 세포막 형성과 신경 조직의 기능 유지를 위해 꼭 필요한 모든 콜레스테롤 생산에 재료로 사용된다.

포화 지방이 많이 포함된 음식을 먹으면 간은 필요한 양보다 훨씬 많은 양의 콜레스테롤을 생산하게 되고, 과잉 생산된 콜레스테롤은 혈액을 타고 혈관 내벽에 도달한 뒤 겹겹이 쌓여 플레이크(피떡)를 만든다. 이 플레이크는 심장과 뇌로 들어오고 나가는 혈류를 막아 심장 발작이나 뇌졸중을 일으키는 결정적인 원인이 된다. 이것이 심장병 예방을 위해 포화 지방과 콜레스테롤이 많은 음식을 피해야 하는 분명한 이유다.

고도 불포화 지방

채소와 생선 기름에 많은 고도 불포화 지방은 보통 상온에서 액체의 형태다. 참기름, 옥수수 기름, 목화씨 기름, 콩기름 등은 고도 불포화 지방산이 많은 식품이다. 그러나 고도 불포화 지방에 수소 분자를 붙여 고체 형태를 만들 수 있는데 이것을 트랜스 지방이라고 한다. 마가린, 쇼트닝, 비낙농 제품인 크리머, 땅콩 버터 등이 트랜스 지방에 속하며 혈중의 나쁜 콜레스테롤을 올리고 좋은 콜레스테롤을 낮추는 역할을 함으로써 포화 지방처럼 작용한다. 그러나 최근 연구에 의하면 트랜스 지방은 혈관 질환의 원인으로 포화 지방보다 더 나쁘다는 보고도 있다.

단일 불포화 지방

올리브 오일, 땅콩 기름에 많은 단일 불포화 지방은 다른 지방과는 달리 혈중 콜레스테롤을 크게 증가시키지 않는다. 단일 불포화 지방이 많이 포함된 음식으로는 땅콩, 아보카도, 올리브, 피켄, 아몬드, 캐슈 등이 있다.

단일 불포화 지방을 많이 섭취하는 문화권에 속하는 나라에서는 심혈관 질환의 발생이 적다는 것이 정설이다. 그리스, 이탈리아와 스페인이 이런 나라에 속하며 음식의 특징은 단일 불포화 지방의 섭취가 많고 포화 지방과 고도 불포화 지방의 섭취가 적은 전형적인 지중해식 식단이다. 이들 국가의 심혈관 질환과 유방암 발생이 세계에서 가장 낮다고 알려져 있다. 최근 연구에 따르면 지역에 관계없이 이런 식단을 따르는 그룹은 심혈관 질환이 낮다는 보고가 있다. 그러나 이것도 지나치게 많이 먹으면 혈중 콜레스테롤이 증가하는 데 영향을 줄 수 있으므로 유의해야 한다.

우리나라의 국민들은 식생활이 점차 서구화됨에 따라 지방의 섭취가 증가되어 지난 20년간 심장병이 급격히 증가했다. 더 이상 심장병으로 시달리지 않기 위해서는 지방 섭취를 통해 얻는 칼로리를 전체 필요한 열량의 30% 이내로 유지할 것을 강력히 권장한다.

특히 섭취된 지방 중에서 포화 지방은 1/3 이내로 유지해야 한다. 더구나 심장병의 병력이 있는 환자는 지방 섭취를 통해 얻는 칼로리를 필요한 총열량의 10% 이내로 유지해야 하며 콜레스테롤을 포함한 음식은 철저히 금해야 한다.

건강 식사의 원칙

● 과식하지 마라

우리나라 사람들 사이에 요즘 심혈관 질환이 급증하고 있는데 여기에는 주로 고기를 즐기는 외식 문화가 일조한 바 크다.

문제는 건강을 위해 하루 육류 섭취량을 60g으로 제한하라는 원칙이 외식을 하면서 가볍게 깨진다는 점이다. 보통 고기집에서 고기를 시키면 1인분에 150g 정도가 나온다. 이것도 많다 싶은데, 술잔 부딪쳐가며 안주 삼아 먹다 보면 2~3인분 정도는 쉽게 먹는다. 이렇게 되면 1주일 먹을 양을 앉은 자리에서 뚝딱 해치운 셈이다. 이론상으론 이렇게 먹은 후에는 육류 섭취를 하지 말아야 되는데, 다음날 아침 해장국을 시작으로 매 끼니마다 고기 국물에 고기 양념이 빠지지 않는다. 또 몸에 좋다고 생선도 한 마리, 칼슘 보충한다고 우유도 한 잔 마시고 나면 이미 과잉 섭취도 한참 과잉 섭취다.

이렇게 과잉 섭취된 잉여 단백질은 글리코겐이 되어 간과 혈관에 현금처럼 즉시 쓸 수 있게 보관된다. 그러다 창고가 차면 복부와 엉덩이에 중성 지방의 형태로 보관되어 비만이 되고 지방은 나쁜 콜레스테롤을 만들어 혈관에 보관하니 심혈관 질환을 일으킨다. 그러므로 고기 먹는 일을 '보신(?)' 한다고 생각하지 말고, 항상 정해진 양 이상 먹지 않도록 주의를 기울여야 한다. 이제는 건강한 식사를 위해 무엇을 먹느냐가 중요한 게 아니라 얼마나 먹느냐가 더 중요한 문제가 되었다. 과식은 만병의 근원이다.

● 과식 후엔 한 끼를 굶어라

초원의 사자는 배가 고플 때만 사냥한다. 절대 재미나 욕심 때문에 필요 이상의 음식물을 섭취하는 법이 없다. 그때그때 필요한 만큼만 사냥해서 먹기 때문에 몸에 불필요한 콜레스테롤이 쌓일 염려가 없다. 원래 사람의 몸도 그렇게 만들어져 있다.

원시 시대에는 어렵게 사냥을 해서 먹어야 했으며, 한번 먹으면 또 언제 먹을지 몰랐기에 혈관 내에 필요한 콜레스테롤을 축적해 놓도록 인간의 몸이 만들어졌다. 그런데 현대인들은 몸은 태초에 만들어진 그대로이면서 음식물은 과잉 섭취를 하는 것이 문제다.

특히 우리나라 사람들은 세 끼를 꼭 챙겨먹는 습관부터 버려야 한다. 배가 고플 때 먹고 배가 고프지 않으면 한 끼 정도 거르거나 가볍게 먹는 것이 좋다. 과식 후에 잉여 영양분이 다 소비되기도 전에 또 과도한 영양분을 섭취하는 것이 더 문제다. 아직도 우리나라 사람들 중에는 끼니를 거르면 건강을 해치는 줄 아는 사람이 있는데 이미 과잉인 상황에서 억지로 먹는 것이, 오히려 건강을 해치는 일이다.

흔히 불규칙한 식사가 건강을 해친다고 하는데, 규칙적으로 식사를 하라는 말은 시간 간격이 아니라 식사의 양을 적정량으로 유지하라는 말로 이해해야 한다. 또 소식하면 장수한다고 하는데, 소식하라는 것은 필요 이상으로 많이 먹으면 안 된다는 것이지 굶거나 식사량을 극도로 제한하라는 말이 아니다. 지금은 먹어도 너무 먹는 시대다. 따라서 못 먹던 시절에 만들어진 식사 패턴에서 과감히 벗어날 필요가 있다.

● 채식주의자를 위한 영양 관리 요령

최근 육류의 섭취를 거부한 채 곡류와 채소, 과일로만 식사를 하는 채식주의자의 수가 늘고 있다. 이들은 동물성 단백질을 배제한 식사를 하기 때문에 건강을 생각한다면 영양 관리에 특히 유의해야 한다.

동물성 단백질은 아홉 가지 필수 아미노산을 모두 포함하므로 완전한 단백질이라고 한다. 반면 과일, 채소, 곡물 등은 자체적으로 아홉 가지 필수 아미노산을 모두 포함하지 못하기 때문에 모두 불완전한 단백질 공급원이다. 따라서 부족

한 부분을 채우기 위해 여러 종류의 식물성 단백질을 골고루 섭취해야 한다. 예를 들어 콩에는 필수 아미노산 중 메티오닌이 부족하고, 곡물류(쌀, 밀, 옥수수, 귀리)에는 아미노산 중 라이신이 부족하다. 따라서 콩류와 곡물류를 같이 먹으면 필수 아미노산이 모두 공급될 수 있다. 예전에 감옥과 같은 특수한 곳에서 고가의 육류를 공급하기 어려워 콩과 곡물류를 함께 공급함으로써 영양 부족을 피하려 했던 것도 바로 이러한 이치다.

견과류나 해바라기 씨와 같은 음식에는 많은 필수 아미노산이 들어 있지만 칼로리가 높은 것이 흠이다. 따라서 영양 과잉을 피하기 위해 제한해 섭취해야 한다. 채식주의자도 영양 결핍 문제를 막기 위해 저지방 밀크, 저지방 요구르트, 저지방 치즈 또는 계란의 흰자를 섭취할 것을 권장한다.

• • •

음식물로 고치지 못하는 병은 의사도 못 고친다.

― 히포크라테스

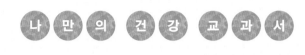

나 만 의 건 강 교 과 서

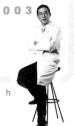

하루 30분, 1주일에 4회
운동으로 건강을 지키자

How to Keep Your Heart Health

운동을 꼭 해야 하는 이유

우리나라에는 요즘 스포츠 센터가 유행처럼 늘고 있다. 그런 곳에는 운동 처방과 조언을 해줄 수 있는 운동처방사가 있으므로 육체미를 위해서 운동한다면 전문가의 도움을 받을 수도 있다. 그러나 운동을 위해 꼭 비싸고 호사스러운 스포츠 센터에 등록을 해야 하는 것은 아니다.

그보다는 아침 일찍 가까운 동산에 오른다든지 학교 운동장을 한두 바퀴 도는 것도 좋은 방법이다. 중고 자전거 한 대를 구입하여 타는 것도 좋은 운동이며 날씨가 좋지 않을 때는 백화점 내부를 몇 바퀴 도는 것도 좋은 운동이 된다.

요즘 운동 방법에 대해 직접 설명하며 보여 주는 영상물도 많으므로 하나쯤 구입하는 것도 좋은 방법이다. 또 최근에는 운동기구를 비치한 구민회관도 많아 싼 값에 이용할 수도 있다.

"직장 다니다 보면 시간이 없어서 매일 운동한다는 게 쉽지가 않아요."

이런 변명을 늘어 놓는 직장인들도 많다. 하지만 과연 시간이 없어서 운동을 하지 못하는 걸까. 한 조사에 의하면 우리나라 사람들의 하루 평균 텔레비전 시청 시간은 세 시간으로 알려져 있다. 그러니 자신의 건강을 위해 하루 30분도 운동에 할애할 수 없다는 것은 그야말로 변명이 아닐까. 이제라도 변명은 접고 운동을 시작하자.

운동은 심혈관 질환을 줄이는 데 중요한 역할을 한다. 유산소 운동은 혈압 강하와 체중 조절에 효과적이며 당뇨병 환자에서는 인슐린의 요구량을 감소시키고 혈액 내 좋은 콜레스테롤(HDL)의 양을 증가시킨다.

또한 운동하는 사람은 담배를 줄이거나 금연하기 쉽다. 운동은 특히 동맥경화증이 발생하기 쉬운 50대 이후의 혈관을 더욱 유연하게 만들고 온몸의 기능을 향상시키는 데 결정적으로 기여한다. 운동은 심리적인 안정에도 좋은 효과가 있다.

이와 같이 건강을 위해 필수적인 운동 요법은 심혈관 치료를 받는 환자에게도 적극적으로 권하고 있다. 세계 심장 학회나 흉부외과 학회에서도 일상생활에서 운동을 하지 않는 습관이 협심증의 중요한 위험 요소라는 것을 정설로 받아들이고 있다.

실제로 주로 실내에서만 일하며 머무는 것을 좋아하는 사람은 규칙적으로 밖에서 운동하는 사람보다 심장병으로 사망할 확률이 훨씬 높다. 운동은 심장병에 의한 사망률뿐만 아니라 다른 사망 원인도 감소시킨다는 보고도 많이 나오고 있다.

어떤 운동을 해야 할까?

운동은 유산소 운동과 무산소 운동으로 나눌 수 있다. 유산소 운동과 무산소 운동은 각각 우리 몸에 다르게 작용하므로 자신의 신체 조건에 맞게 적절히 섞어서 실시하면 효과를 배가시킬 수 있다.

유산소 운동

유산소 운동은 긴 시간 동안 지속될 수 있으며 많은 근육들을 사용하게 된다. 걷기, 조깅, 자전거 타기 등이 모두 여기에 속한다. 유산소 운동이란 우리 몸이 심장, 폐, 순환기 시스템을 이용하여 흡수된 산소와 영양소를 온몸의 조직에 효과적으로 보내고 말초 조직은 이를 효율적으로 사용하여 에너지를 공급하는 상태에서 이루어지는 운동이다. 따라서 장시간 무리 없이 이루어질 수 있다.

그러나 달리기를 할 때 속도가 낮은 상태에서는 유산소 운동이었다 해도 갑자기 속도를 너무 높여 근육에 충분한 산소를 공급할 수 없는 상황이 되었다면 그것은 유산소 운동에서 무산소 운동으로 넘어간 것임을 알아야 한다.

무산소 운동

무산소 운동은 짧은 순간의 강력한 운동으로 근력과 근육의 지구력을 높이고 골밀도 등을 증가시킨다. 역기 들기나 스프린팅(sprinting) 등이 이에 속한다. 그러나 이런 무산소 운동은 강력하지만 금방 끝나므로 심장이나 폐가 동원되어 효과적인 산소를 공급하며 이루어지는 심폐 기능 강화 훈련에는 크게 기여하지 못한다.

따라서 무산소 운동은 심혈관 계통의 능력 향상에 도움을 주지도 못하고 오히려 고혈압 환자에서는 위험하기까지 하다. 그러므로 잘 짜인 운동 프로그램에서는 허리, 등, 위장 등의 강화를 위해 무산소 운동을 일부 포함시키기도 하지만 심장에 활력을 주는 주요한 운동은 역시 유산소 운동이다.

유산소 운동의 5단계

● **제1단계 : 철저한 스트레칭을 하라**

운동을 본격적으로 시작하기 전에 하려는 운동에 관련된 근육뿐만이 아니라 모든 주요 근육들을 포함하는 스트레칭을 최소한 2~3분 정도 부드럽게 해야 한다. 대부분의 유명한 운동 선수들은 본격 운동에 쏟는 노력만큼 스트레칭에 상당한 시간과 노력을 기울인다. 적절한 스트레칭은 몸의 유연성을 증가시키므로 나이가 들수록 특히 중요하다.

● **제2단계 : 운동을 천천히 시작하라**

운동을 시작할 때 낮은 단계부터 시작하라. 운동은 심박수를 늘리므로 낮은 단계에서 높은 단계로 천천히 높여 가야 한다. 갑자기 높은 단계의 운동을 시작하면 순환기 계통에 상당한 무리를 가져온다. 특히 운동 전에 철저하게 스트레칭을 했다고 해도 근육들은 갑작스럽게 과격한 운동을 소화할 준비가 되지 않았다는 사실을 명심해야 한다.

● **제3단계 : 운동의 강도를 서서히 높여라**

가벼운 스트레칭과 함께 서서히 운동을 시작하여 5분 이상의 시간을 갖고 점차 강도를 높여서 목표한 심박수에 도달해야 한다.

● **제4단계 : 운동하는 동안 심박수를 '운동 시 적정 심박수 구간' 으로 유지하라**

일단 운동의 강도를 높여서 심박수가 '운동 시 적정 심박수 구간' 으로 들어오면 그것을 지키도록 하라. 처음에는 심박수가 낮아서 운동한다는 기분이 들지 않을 때는 서서히 운동의 강도를 올려서 목표한 심박수로 높일 수 있다. 반대로 너무 심박수가 높다고 생각하면 무리하지 말고 천천히 운동의 강도를 낮춰서 심박수를 떨어뜨려야 한다.

이런 훈련을 반복하면 나중에는 저절로 이상적인 심박수를 유지하는 방법을 터득하게 된다. 심혈관을 강화하기 위한 운동이라면 하루에 30분씩 1주일에 4회 이상 하는 것이 좋다. 체중 감량을 목표로 한다면 좀 더 시간을 늘려도 무방하다. 강조하건대 운동하는 동안 심박수를 '운동 시 적정 심박수 구간'으로 유지해야만 심혈관 기능 증진을 위해 효과적이라는 사실을 꼭 기억했으면 한다.

● 제5단계 : 천천히 강도를 낮추고 스트레칭으로 운동을 끝내도록 하라

상당한 심박수로 운동하다가 갑자기 운동을 중단해서는 안 된다. 약 5분 정도의 시간을 두고 점차로 운동의 강도를 낮추고 스트레칭으로 운동을 끝내도록 해야 몸이 정상적으로 돌아온다.

따라서 기본적으로 운동은 10분의 준비 운동, 30분의 본격 운동(운동 시 적정 심박수 구간 운동), 5분의 정리 운동으로 이루어지는 것이 효율적일 뿐만 아니라 운동과 관련된 손상을 방지할 수 있다.

나에게 적절한 운동 강도는?

심박수란 심장이 1분 동안 수축과 이완을 반복하는 횟수를 말하는데 운동 중 심박수는 운동 강도를 알 수 있는 가장 좋은 지표다. 심혈관 계통의 기능 증진을 위해서 운동하는 경우에 적절한 심박수는 최고 심박수의 50~75%다. 따라서 운동 시 적절한 심박수는 한 가지 숫자가 아니라 구간이 된다.

이 구간은 심장 검사 중의 하나인 운동 부하 검사의 '목표 심박수 구간'과 정확히 일치하며 이를 '운동 시 적정 심박수 구간'이라고 한다. 최고 심박수와 운동 시 적정 심박수 구간은 나이를 먹을수록 감소한다.

운동 시 적정 심박수 구간을 알려면 자신의 최고 심박수(1분당)부터 알아야 하는데, 최고 심박수는 220에서 자신의 나이를 빼면 나온다. 이 최고 심박수의 50~75%가 운동 시 적정 심박수 구간이다. 공식으로 표현하면 다음과 같다.

운동 시 적정 심박수 구간 = (220－자기 나이)×0.5~(220－자기 나이)×0.75

예를 들면 나이가 50인 사람의 최고 심박수는 170(220－50 = 170)이며 운동 시 적정 심박수 구간은 85~128(170×0.5 = 85~170×0.75 = 127.5)이 된다. 심폐 기능을 강화하기 위해 운동을 한다면 심박수가 이 구간에 머물러야 한다. 이 적정 심박수 구간 이상으로 심박수를 올리는 것은 심혈관의 상태를 향상시키는 것이 아니라 위험을 초래하는 것이다. 또한 운동 중에 심박수를 적정 심박수 구간 이하로 계속 유지하게 되면 운동 효과를 제대로 발휘할 수 없다.

심박수는 혼자서 쉽게 측정할 수 있다. 여기서 측정법을 간단히 소개하겠다. 검지와 중지를 목이나 손목 부위의 맥박이 뛰는 지점에 가볍게 대고 초침이 있는 시계나 스톱워치 등을 이용하여 10초간 뛰는 맥박의 수를 센다. 이렇게 센 맥박의 수에 6을 곱하면 현재 자신의 분당 심박수를 알 수 있다. 운동 중 수시로 이렇게 자신의 심박수를 체크하면 된다.

자신에게 맞는 적절한 운동법을 찾아라

| 요즘 주말에 산에 가보면 등산을 즐기는 인구가 많이 늘었음을 실감한다. 50대 주부 정 씨는 생전 운동이라곤 모르고 살다가 먼저 산에 다니기 시작한 친구들이 주말마다 "보약 한 채 먹으러 산에 간다."고 하는 말을 듣고 등산 열기에 동참하기로 했다.

"산에 다니면 보약이 필요 없다면서요? 그래서 저도 시작해 보려는데 처음 시작하는 운동이라 잘 할 수 있을까 걱정이에요."

그러나 정 씨와 같이 처음 운동을 시작하는 사람이 등산처럼 과격한 운동을 갑자기 하면 몸에 무리가 올 수 있으므로 주의가 필요하다.

사실 운동을 안 하는 것도 문제지만 운동에 대하여 잘 모르고 무작정 시작하는 것도 문제다. 스포츠 센터에서 운동 후 사망한 유명 연예인, 조깅 후에 사망한 의대 교수, 행군 중 열사병으로 사망한 사람의 이야기를 접할 때나 또 사망까지 이르지 않더라도 잘못된 운동으로 뼈, 관절, 근육과 인대에 심각한 손상을 입은 사고 소식을 접할 때마다 안타깝기 그지없다. 한편 의사로서 많은 사람들에게 운동에 대해 제대로 알려야겠다는 생각을 하게 된다.

운동은 건강 증진에 반드시 필요하지만 잘못하면 상당한 위험을 초래할 수 있으므로 사전에 운동의 강도를 정하고 그것을 제대로 시행하는 일이 중요하다. 운동을 해야겠다고 결심하고 아무런 사전 지식과 준비 없이 갑자기 격한 운동을 시작하는 경우가 있는데, 이런 경우에는 근육의 손상이나 골절상을 입을 위험이 크고 심혈관 계통에 무리를 초래하기 쉽다. 준비되지 않은 격한 운동은 심장 질환을 악화시키거나 증상이 나타나게 할 수도 있다.

통계적으로 보면 심장 발작의 4.5%는 심한 운동을 한 후 60분 내에 발생한다. 1주일에 1회 운동하는 사람들이 주말에 갑작스럽게 조깅, 수영, 등산 등의 격한 운동을 하다가 심장 발작을 일으키는 경우가 특히 많다. 이런 위험을 막으려면 운동을 하지 않던 사람의 경우 운동을 시작하기 전에 반드시 심장 전문의와 상의하는 것이 좋다.

꼭 기억해 둘 것은 운동 중에 갑자기 기운이 빠지거나, 숨이 차거나, 복통이 나거나, 구역질이 나는 증상이 나타나면 위험 신호일 수도 있으므로 즉시 운동을 중단하고 지체 없이 의사에게 연락해야 한다는 것이다.

활기차게, 하루 30분, 1주일에 4회 이상 운동하자

"운동을 어떻게 해야 합니까?"라는 질문을 자주 듣는다. 이럴 때마다 대답은 항상 똑같다.

"활기차게, 하루 30분 이상, 1주일에 4회 이상 운동하세요."

너무 바빠서 하루에 30분을 한꺼번에 내기가 어렵다고 하는 사람도 있는데 이런 사람은 하루에 10분씩 세 번 이상 하면 비슷한 효과를 낼 수 있다. 평소 엘리베이터를 타지 않고 계단을 걸어 올라간다든지 출퇴근 때에 가까운 거리는 걸어서 다니는 습관을 만들어서 일상생활 중에 저절로 운동 효과를 낼 수도 있다.

같은 운동을 매일 반복하는 것보다 가능하다면 다양한 형태의 운동을 함으로써 여러 다른 근육을 사용하는 것이 보다 높은 효과를 낼 수 있다.

운동 중 손상을 예방하라

운동을 하는 것은 우리 몸을 건강하게 만들기 위한 것인데, 무리한 운동으로 몸이 손상을 입게 된다면 하지 않는 것보다 못하게 된다. 운동 손상을 피하는 세 가지 방법을 소개한다.

운동 프로그램을 서서히 시작하라

운동 프로그램을 천천히 시작하는 것은 매우 중요하다. 아기들을 보면 처음에는 기다가 그 다음에 걷고 나중에는 뛰게 되는데, 운동을 할 때도 비슷하다. 각 단계마다 다음 단계를 위한 몸의 준비가 필요하다는 뜻이다. 비유적으로 말하면 기기도 전에 뛰려고 하지 말라는 것이다. 너무 빨리 너무 많이 운동 프로그램을 진행하려고 하면 몸에 무리를 주고 손상을 입기 쉽다. 서두르지 말자. 천천히 시작해서 꾸준히 계속했을 때 운동의 진정한 성과가 있다. 이것은 누구에게나 해당되는 원칙이지만 특히 40세 이상이라면 꼭 지키도록 하자.

항상 준비 운동을 하라

심한 운동을 하기 전에 4~5분간 몸을 풀며 반드시 준비 운동을 하는 습관을 가져야 한다. 편하게 걷거나 가볍게 몸을 움직이면 심박수가 증가하고 근육과 관절이 유연해진다. 준비 운동 없이 갑자기 심한 운동으로 넘어가면 심혈관 계통이 과중한 부담을 받게 되고 심장은 급작스러운 요구를 따라가지 못하게 된다. 어떤 운동이든 서서히 시작하고 몸을 풀며 부드럽게 운동량을 증가시켜 심박수를 올리는 것이 현명하다. 또한 준비 운동에는 반드시 적절한 스트레칭 동작을 포함시키도록 한다. 스트레칭을 통해 근육과 관절의 손상을 막을 수 있기 때문이다. 심장 수술 후 회복 과정에서도 스트레칭을 중요하게 강조하고 있다.

자신의 능력과 운동 환경에 대해 냉정하게 평가하라

자신의 능력에 맞는 운동을 결정할 때는 전문가의 조언이 필요하다. 운동 능력에 대한 냉정한 평가를 통해 자신의 운동 능력 내에서 최대한 노력하는 것이 효과적이다.

체육관이나 운동장에서 하는 격한 운동이나 조깅 같은 것만이 능사가 아니다. 진공청소기를 밀고 다닌다든지, 겨울에 집 주위에 쌓인 눈을 치운다든지, 엘리베이터 대신 계단을 걸어 오른다든지 하는 일상적인 일도 유산소 운동이 될 수 있다.

실제로는 가벼운 운동을 자주하는 것이 격한 운동을 가끔 하는 것보다 운동 능력 향상에 훨씬 낫다. 다시 말하면 운동을 통한 신체의 개선은 한 번에 조금씩 증가하므로 가끔 하는 격한 운동보다 가벼운 운동이라도 꾸준히 계속하는 것이 효과적이라는 말이다.

적절한 운동 환경에 대한 평가도 운동과 관련된 위험을 줄이는 데 중요하다. 예를 들면 열사병이나 일사병으로 사망하는 사고 등이 있는데 이럴 경우에는 기후 조건과 행군의 위험에 대해 사전에 평가해야 하고 그에 따라 주의할 점을 운동하는 사람이 미리 알고 대비하면 충분히 예방할 수 있다.

알아두면 좋은 운동 중 유의 사항

│ 상식적이지만 식사 후 60분 내에는 운동하지 않는 것이 좋다. 같은 이유로 격한 운동을 한 후에는 적어도 30분이 지난 후에 식사하는 것이 원칙이다. 운동 전후는 물론 운동 중에도 물을 자주 많이 마셔야 한다.

밖에서 운동하는 경우에는 적절한 복장이 필요하다. 강한 햇볕 아래에서 야외 운동을 할 때는 복장이나 양산, 선캡 등으로 직사광선을 가급적 피하고, 선크림 등을 이용하여 피부를 보호해야 한다.

특히 날씨가 덥고 습한 날에는 심박수를 자주 측정하여 지나치게 오르지 않도록 조심해야 한다. 반대로 날씨가 추운 날에는 팔다리의 혈관이 수축되어 혈압이 오르고 심장에 부담이 가중되므로 준비 운동 시간을 늘려 잡아야 한다. 길에서 운동하는 경우는 자동차나 오토바이 등에 의한 사고도 주의해야 한다.

마지막으로 운동을 즐기라는 말을 하고 싶다. 하기 싫은 일을 억지로 하면 건강에 도움은커녕 해가 될 수 있다. 운동을 생활의 일부로 만드는 것이 중요하다.

● ● ●

우유를 마시는 사람보다 우유를 배달하는 사람이 더 건강하다.

– 영국 속담

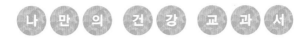

004

흡연과 간접 흡연으로부터 당장 탈출하라

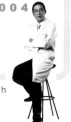

How to Keep Your Heart Health

담배, 우리 몸에 어떻게 나쁜가?

　수술대 위에 누운 심장병 환자의 혈관을 보면 담배를 피우는 사람인지 아닌지 금방 알 수 있다. 담배를 오랫동안 많이 피워 온 사람의 혈관은 확연히 쪼그라들어 있기 때문이다. 그러나 의사인 나는 볼 수 있어도 정작 본인은 볼 수 없으니, 환자 자신은 문제의 심각성을 잘 모르는 경우가 많다.

　흡연자로부터 흔히 듣는 질문 중에 하나가 "흡연이 건강에 그렇게 나쁩니까?"라는 질문이다. 혹시 "담배를 피워도 괜찮다."는 말을 듣고 싶어서 그런 질문을 하는 것이라면 미안한 얘기하지만 "담배야말로 백해무익한 존재다."라는 것이 내가 해줄 수 있는 대답이다.

　담뱃갑에는 '흡연은 폐암 등 각종 질병의 원인이 되며, 특히 임산부와 청소년의 건강에 해롭습니다.'라는 내용의 경고문이 분명히 있지만 이것에 관심을 갖는 사람은 많지 않다. 그러나 아무리 불편해도 그것이 진실이다. 현재 우리나라 사망자 다섯 명 중 한 명은 흡연과 관련이 있고, 그 중 3분의 1은 심장병에 의한 사망이다.

만약 건강을 위해 식이 요법과 운동 요법을 시작하려고 하는데 막상 담배는 못 끊고 있는 사람이 있다면, 일단 다 제쳐 두고라도 담배먼저 끊으라고 권유하고 싶다.

"난 하루에 반 갑도 안 피워. 그러니까 괜찮을 거야."

"요새 몸 생각하느라고 순한 담배로 바꿨어."

"마음만 먹으면 언제든지 끊을 수 있어. 그러니까 피워도 괜찮아."

담배를 못 끊는 사람들이 흔히 하는 말이다. 그러나 이것은 공허한 자기 합리화에 불과하다.

하루에 다섯 개비의 담배를 피우는 가벼운 흡연자의 경우도 심혈관 질환의 빈도가 담배를 피우지 않는 사람에 비해 세 배 이상 증가된다. 그 이유는 흡연이 고혈압, 고지혈증, 비만 또는 유전적인 요인 등과 같은 다른 위험 인자와 함께 동반될 때, 그 복합 위험도가 훨씬 가중되기 때문이다.

심장과 혈관의 건강이라는 측면에서 볼 때 담배에서 가장 문제가 되는 성분은 바로 니코틴(니코틴 외에도 타르와 다른 탄화물도 강력한 발암 물질이며 만성 호흡기 질환의 원흉이지만)이다. 니코틴은 혈압과 심장박동수를 동시에 올리고 동맥을 수축시키고 혈액 내 산소 분압을 감소시키며 무엇보다도 마약처럼 중독증을 유발하는 물질이다.

담배 중에는 '라이트' 또는 '마일드' 라는 이름으로 마치 훨씬 안전한 담배라는 착각을 주는 경우가 있지만 이런 담배는 더욱 깊이 들이마시게 되고 결국 더욱 많은 흡연을 유도하여 한층 해롭게 된다.

흡연과 심장병 환자

흡연은 심장 박동수를 증가시키고, 혈관을 수축시키며, 혈압을 증가시키고, 부정맥을 유발하기 때문에 심장병 환자에게 줄 수 있는 최고의 조언은 금연하라는 것이다. 심장 발작을 경험한 환자에게는 제2의 발작을 막기 위해 금연이 제일 중요한 예방법이라고 말하고 싶다.

심장혈관우회술을 받은 환자 중 흡연을 계속하는 경우에는 금연한 경우에 비해서 10년 내 심장 발작, 뇌졸중, 협심증 재발률이 최소 두 배 이상 높아진다.

당장 금연하라

흡연은 엄연한 약물 중독이므로 즉시 금연하는 것이 필요하다. 좋은 소식 한 가지는 상당 기간 계속 금연하면, 우리 몸은 흡연에 의해 심장과 혈관이 받았던 여러 가지 손상을 회복시키기 시작한다는 사실이다. 우리가 담배 한 개비를 흡연하는 경우에 마지막 연기를 내뿜은 후 니코틴이 혈관을 계속 강하게 수축하는 효과는 약 20분 정도 더 지속된다. 그러나 혈액 내 니코틴 농도 때문에 일단 수축된 혈관이 쉽게 이완되지는 않는다는 사실을 기억해야 한다.

그러나 금연 기간이 보름 이상 지속되면 니코틴 농도가 떨어져 수축된 혈관이 완전히 이완되는데, 이때 흡연가는 담배를 피우고 싶은 충동을 강하게 느끼게 된다. 하지만 이런 유혹을 참고 계속 금연하면 심혈관계는 정상적으로 회복될 수 있다.

연구 결과에 따르면 금연 후 약 5~10년 후면 심장병 발병률이 담배를 전혀 피우지 않았던 사람에 비해서는 다소 높긴 하지만 상당히 감소한다는 보고가 많이 나오고 있다. 물론 장기간 흡연을 하여 손상된 폐가 완전히 회복하는 데 걸리는 시간은 이보다 훨씬 더 길다. 또한 100% 완벽하게 회복된다고 볼 수도 없다. 그래도 발병 확률이 담배를 피울 때보다 50~60%까지 떨어진다. 그러니 일단 금연부터 해놓고 다른 것을 실천할 생각을 하자. 그만큼 금연은 아주 중요한 문제다.

담배를 끊는 것이 쉬운 일은 아니다. 오죽하면 "담배 끊은 사람 하고는 상종도 하지 마라."는 말이 다 있을까. 하지만 담배를 못 끊겠다고 하던 사람들도 막상 심장병에 걸려서 당장 죽게 되리라는 경고를 받으면 결국은 다 끊는다. 그렇게 끊을 수 있는 것을 병 걸리기 전에 못 끊는다는 것은 말이 안 된다. 그만큼 결심만 단단하면 누구든 할 수 있다.

다음은 생활 속에서 실천할 수 있는 금연을 돕는 보조적 방법이다.

첫째, 물을 마셔라. 담배 생각이 날 때마다 물을 마시면 흡연 욕구를 가라앉히는 데 도움이 된다. 작은 물병을 항상 가지고 다니며 자주 마시자. 물을 많이 마시면 몸에 쌓인 니코틴을 그만큼 배설할 수 있어 건강에도 좋다.

둘째, 산책이나 가벼운 맨손 체조를 한다. 담배 생각이 날 때 몸을 움직여 주면 유혹을 떨쳐 버리는 데 도움이 된다.

셋째, 입이 궁금하거나 손이 심심할 때는 당근이나 오이를 먹어라. 흡연자들은 입이 궁금하거나 손이 심심할 때 습관적으로 담배를 찾는 경우가 많은데, 이때 당근이나 오이를 담배 크기로 잘라 놓고 심심할 때마다 먹으면 도움이 된다. 당근이나 오이는 식이섬유와 비타민이 풍부하여 금연으로 인한 여러 가지 신체적 금단 현상을 줄이는 데도 도움이 된다.

넷째, 껌이나 미역줄기를 씹어라. 사탕이나 초콜릿 등을 먹는 것보다는 무가당 껌이나 마른 미역줄기, 마른 다시마 등을 씹는 것이 건강에 훨씬 도움이 된다.

이 밖에 담배 생각이 날 때마다 가족이나 친구에게 전화를 걸어 수다 떨기, 양치질하기, 집중할 수 있는 일 찾아서 하기 등을 하면 도움이 된다.

이러한 방법을 다 동원했는데도 금연하는 것이 어려운 경우에는 전문적인 금연 클리닉을 이용하면 좋다. 금연 클리닉이 좋은 이유는 금연할 수 있도록 여러 가지 시술도 해주지만 무엇보다 여러 사람이 함께 한다는 점에서 큰 도움이 되기 때문이다. 혼자서 끊으려고 하면 실패 확률이 높지만 여럿이 함께 하면 덜 힘들게 된다. 단체 교육도 받고 의견도 교환하고 서로 격려도 해주는 교류가 있으니까 훨씬 덜 외롭다.

간접 흡연으로부터 도망쳐라

폐암에 걸린 어느 부인이 병원에 왔다. 의사가 검사를 해 보니 흡연으로 생기는 전형적인 폐암인 편평세포암이었다. 의사는 조심스럽게 "담배를 피우냐?"고 물었다. 그런데 대답은 "아니오."였다. 그렇다면 이 부인은 어떻게 편평세포암에 걸리게 되었을까? 원인은 죽은 남편에게 있었다.

"남편이 담배를 많이 피웠어요. 30년 넘게 골초였죠. 그러다 2년 전 폐암으로 세상을 떴어요. 그런데 지금 저도 폐암에 걸렸어요. 남편이 너무 원망스럽네요."

부인을 폐암에 걸리게 한 것은 바로 간접 흡연이었다. 결국 먼저 간 남편을 원망하면서 그 부인도 유명을 달리했다. 죽은 남편이 아내를 죽음에 이르게 한다? 어쩐지 공포 영화의 광고 문구처럼 오싹한 느낌이 들지만 그만큼 간접 흡연의 영향이 무섭다는 말이다. 그런데 이런 경우가 드물지 않다. 자기가 담배를 피워서 병에 걸린 사람이야 자기 탓이니 어쩔 수 없다고 하지만 남이 피운 담배 때문에 병에 걸린 사람은 얼마나 억울한가.

몇 해 전에 텔레비전에서 흡연권의 제한에 대해 토론하는 것을 우연히 보고 참으로 답답했던 적이 있다. 흡연자의 자유가 마치 크게 침해받는 것처럼 주장하는 출연자에게 맞서 비흡연자의 권리를 주장하는 출연자는 단순히 싫은 것을 거부할 권리를 옹색하게 주장하고 있었다.

담배 연기는 건강에 심각한 해를 끼치는 독성을 가진 약물을 포함한 공기 오염원이다. 다른 사람에게 치명적인 해를 주는 물질을 살포

할 권리는 어느 누구에게도 없다. 간접 흡연의 폐해는 직접 흡연과 다를 것이 전혀 없다. 세계 순환기 학회는 간접 흡연을 심장병의 주요 원인 요소로 지목하고 있다.

따라서 간접 흡연으로부터 보호받아야 권리는 모든 사람에게 당연한 권리이며 남에게 간접 흡연을 시키는 사람의 행위는 엄격히 통제받아 마땅하다. 따라서 자신이 근무해야 하는 사무실이나 공공 장소는 물론 자신이 거주하는 집은 담배 연기로부터 반드시 보호되어야한다.

TIP. 간 접 흡 연 을 피 하 는 방 법

- 가정에서는 반드시 금연한다.
- 식당에서 비흡연석을 요구하고, 호텔방을 예약할 때는 비흡연실을 요구한다.
- 회사 사무실에서 계속 담배 연기를 맡아야 하는 경우에는 사무실 금연 문제를 논의하고, 해결이 어려운 경우에는 건전지를 이용한 극소형 선풍기를 자신의 책상에 비치한다.
- 택시 운전사나 버스 운전사가 흡연하는 경우에는 금연을 요구한다.
- 가족이나 친구와의 모임에서는 실내 금연을 강력히 요구한다.

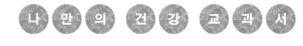

나만의 건강교과서

005

하루 두 잔은 약주,
그 이상은 독주

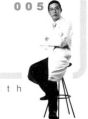

How to Keep Your Heart Health

하루 두 잔은 약주(藥酒), 그 이상은 독주(毒酒)

│ 외래 진료실에 찾아온 환자 한 분이 불쑥 이런 말을 했다.

"두 잔이 뭡니까? 여덟 잔까지로 해주십시오."

내가 그동안 방송이나 신문, 인터넷 매체 등을 통해 절주(節酒)를 강조하면서 하루 두 잔 이상 마시지 말라고 했던 것을 두고 하는 말이었다. 알고 보니 그 환자는 대형 유흥주점을 운영하는 사장이었는데, 의사가 두 잔만 마시라고 하니까 자신들의 영업에 지장이 있다는 것이었다. 하지만 이게 무슨 물건 값 흥정하는 것도 아니고 내 마음대로 잔 수를 늘여 주고 말고 할 문제가 아니지 않는가. 게다가 정작 술을 파는 그 사람은 본인의 건강을 생각해서 술을 마시지 않는다고 하니 기가 막혔다.

사실 의사의 입장에서 술이 심장 건강에 미치는 영향에 대한 이야기를 함부로 하기가 어렵다. 사람들 사이에 널리 퍼져 있는 "술이 심장 건강에 이롭다."는 이야기는 전혀 근거 없는 말은 아니다. 하지만 술을 절제해서 마실 경우에 얻을 수 있는 알코올의 장점에 대한 의사들의 설명은 싹둑 잘라 버리고 음주에 대한 장점으로만 이용하며 전파해 왔기 때문에 문제인 것이다.

실제로 의학자들은 알코올이 심장의 건강에 미치는 영향에 대하여 연구해 왔고 "과음은 건강에 분명히 해가 되지만, 소량의 음주는 심장병 발생이나 심장 발작 위험을 낮추므로 건강에 유익하다."는 일관되고 명백한 내용을 결과로 발표해 왔다.

소량의 알코올이 심장에 좋은 영향을 미치는 것은 부정할 수 없는 사실이다. 알코올은 혈중 좋은 콜레스테롤(HDL) 농도를 높이며, 상승된 혈중 좋은 콜레스테롤은 나쁜 콜레스테롤(LDL)을 간을 통해 배설시키는 과정을 돕는다. 따라서 실제로 술을 절제하여 마시는 사람은 협심증의 발생 위험이 다른 사람보다 훨씬 낮다.

문제는 대부분의 애주가들은 의학적으로 볼 때 과음을 한다는 것이며, 심장 건강에 유익할 정도로 소량의 알코올만을 흡수하도록 절제하는 사람은 실제로 거의 찾아보기 힘들다는 사실이다. 절주(節酒)라는 말은 "절제하여 마신다."는 뜻으로 의학적인 의미로는 하루 30ml 이하의 알코올을 섭취하는 것을 말한다. 30ml에 해당하는 술의 양이 바로 주종에 상관없이 두 잔 분량에 해당된다.

보통 우리가 즐겨 마시는 술은 그 종류에 따라 술잔의 크기가 모두 다르다. 맥주잔은 350cc, 와인잔은 120cc, 소주잔은 60cc가 정량으로 독한 술일수록 잔의 크기가 작다. 이는 술잔 하나에 약 15ml의 순알코올을 포함하도록 양을 맞추어 놓았기 때문이다. 따라서 주종에 상관없이 딱 두 잔만 마시면 하루 허용치인 30ml를 채우게 된다. 간혹 생맥주 500cc 두 잔이나 폭탄주 두 잔을 마시고 두 잔만 마셨으니 절주했다고 말하는 사람이 있는데 기준에서 알코올 양이 초과되므로 해당되지 않는다.

이렇게 정량을 지켜 하루 30ml 이내의 순 알코올을 섭취하는 경우에는 앞서 말한 바와 같이 건강에 이롭지만, 그 이상을 마시면 오히려 고혈압과 뇌졸중을 일으킬 위험이 월등히 높아진다.

술 문화를 바꿀 자신이 없다면 차라리 금주하라

"마시고 죽자!"

"오늘 끝까지 가는 거야!"

"원샷!"

우리나라 술자리에서 들려오는 구호들은 이처럼 하나같이 살벌하다. 우리나라의 음주 문화의 특징은 술에 대한 인심이 후하고 술을 강권하는 분위기라는 것이다. 따라서 술이 약하거나 스스로 절주하려는 사람은 그 조직에서 이기적이거나 비사교적인 사람으로 몰리는 경우까지 있어 회식 참여가 곤혹스러울 정도다.

반면에 알코올 중독에 대해서는 비교적 관대하여 회식에서 상사와 같이 마신 경우는 정신을 잃을 때까지 마시고, 다음날 근무에 지장을 초래해도(분명한 급성 알코올 중독의 증세) 크게 개의치 않는 분위기다. 이런 과음을 넘는 폭음의 문화에서는 절주하는 사람을 찾아보기 힘들고 과음이 사회 관습처럼 인정되기 때문에 음주는 분명히 건강의 위험 요인이 된다.

이런 상황에서 술을 배우지 않은 사람이 술의 장점을 물어 오면 가급적 술을 시작하지 말라고 권할 수밖에 없다. 술을 강권하고 과음을 당연시하는 음주 문화는 우리나라가 가난하던 시절에 동네 잔치가 있으면 이웃끼리 함께 모여 음식과 술을 권하는 인심 좋은 전통에서 시작되었다. 하지만 이제 경제적으로 풍요로운 시대에 살고 있는 우리에게는 과식이나 과음 모두 맞지 않는다.

과식을 권하는 분위기는 거의 사라졌지만 과음을 강권하는 전통은 아직도 직장 회식이나 대학생 신입생 환영회 등에 남아서 계속되고 있고, 이로 인한 사고가 매년 보고되고 있다. 술이 건강에 도움이 될 수 있도록 절주하는 음주 문화가 우리 사회에 정착하도록 모두가 나서야 할 때다.

과음과 폭음, 심장에는 독(毒)

요즘 나이가 들어도 젊어 보이고 싶다는 동안(童顔) 열풍 때문에 '보톡스'라는 미용 시술이 유행이다. 그런데 보톡스가 사실은 '보툴리눔톡신(botulinum toxin)'이라는 독(毒)이라는 사실을 아는 사람은 그리 많지 않은 것 같다. 보툴리눔톡신은 매우 강한 독성을 지닌 물질로 인체에 다량 투입되면 치명적이지만, 극소량을 정제하여 피부에 주입하면 주름을 펴주는 역할을 하게 된다. 이처럼 독도 소량을 잘만 이용하면 인체에 이롭게 쓰일 수 있다. 술도 마찬가지다. 소량만 절주해서 마시면 심장에 좋은 영향을 주지만 그 선을 넘어 과음하면 오히려 독과 같은 존재가 되는 것이다.

　과음이 신체에 미치는 영향은 성별, 체중, 식습관 등에 따라 다르기 때문에 일률적으로 말하기는 힘들다. 그러나 과음을 자주 습관적으로 하는 경우에는 반드시 심각한 심혈관 문제를 초래한다. 앞서 말한 고혈압과 뇌졸중의 위험 외에도 치명적인 확장성 심근증 환자 세 명 중 한 명은 과음이 발병 원인이다.

　확장성 심근증이란 심장 근육이 늘어지고 활기를 잃는 심각한 질병이다. 다행히 일찍 발견하여 술을 끊으면 회복할 수도 있지만 심장 근육의 손상이 어느 선을 넘으면 돌이킬 수 없고 심장 이식 수술밖에는 회복할 길이 없는 심각한 질환이다.

　특히 폭탄주와 같이 짧은 시간에 많은 양의 알코올을 마시는 우리나라의 회식 문화는 부정맥 발생의 주범이 된다. 부정맥은 또한 심장 내 혈전*의 주요 원인이며 이 혈전이 떨어져 나가 뇌로 가면 뇌졸중이 발생하게 된다. 이런 부정맥은 약물 치료 또한 쉽지 않다.

　많은 의학자들은 과음하는 습관 자체를 알코올 중독증이라는 질병으로 보고 있고, 과음은 심장 외에도 우리 장기에 여러 가지 치명적인 손상을 일으키는 원인이 된다고 생각하고 있다. 예를 들면 과음은 식욕을 없애므로 영양 부족을 유발하기 쉽다.

　그러므로 결론적으로 심장 건강을 위한 최선의 조언은 음주를 할 때 하루 두 잔을 마지노선이라고 생각하라는 것이다. 스스로 절주할 수 있다면 즉시 시행하고 만약 의지대로 되지 않는다면 이는 의사의 도움이 필요하다는 뜻이다.

　또한 알코올은 여러 가지 약물과 상호 작용을 일으켜 특정 약물의 효과를 몇 배 강화시킴으로써 부작용을 일으킬 수 있다. 따라서 약물과 음주를 함께 하고 있는 사람은 반드시 음주가 복용하고 있는 약물에 어떤 영향을 미치는가를 주치의에게 확인해야 한다. 한약이나 민간 처방의 약을 먹고 있다면 이것 또한 음주에 의해 영향을 받을 수 있으므로 반드시 성분을 알고 주치의와 의논해야 한다.

특히 기계 판막 치환 수술을 받은 환자의 판막 보호제로 사용되고 있는 와파린(warfarin)은 약효가 음주에 의해 영향을 받을 뿐 아니라 잘못하면 출혈을 일으켜 환자의 생명을 위협할 수도 있다. 안정제나 수면제도 알코올 흡수량에 따라 심각한 문제를 유발할 수 있으므로 일단 약물을 복용하고 있다면 금주하는 것이 안전하다.

건강 상식 혈 전

동맥 내벽에 세포 부스러기가 콜레스테롤 등과 결합하여 쌓이고 커진 것.

의사에게 음주 사실을 솔직히 밝혀라

환자와 상담을 하면서 자주 느끼는 바는 "많은 환자가 술에 관한 한 솔직하게 의사에게 털어놓지 않는 경우가 많다."는 사실이다. 특히 습관적으로 과음하는 사람들 중에는 알코올 중독자에 해당하는 경우가 많아 과음하는 사실을 숨기고 싶어 하는 경향이 있다.

심장병 치료제의 용량을 결정할 때 음주 사실을 숨기면 혼선을 일으키기 쉽다. 의사와 환자와의 대화는 비밀이 보장되며, 환자를 돕기 위함이지 비난하려는 것이 아니므로 술에 대해 정직하게 고백해야 한다.

또한 알코올 중독자에 해당하는 사람이 알코올 중독에서 벗어나려면 전문가의 도움을 받는 것이 훨씬 효과적이다. 따라서 환자가 음주 사실을 의사에게 비밀로 하면 기회를 잃을 수밖에 없다. 의사로서의 내 경험에 따르면 솔직하게 털어놓은 분들은 대부분 어렵지 않게 알코올 중독에서 벗어날 수 있었다.

알코올 중독이 의심되면 금주 클리닉에 참가하라

앞서 지적한 바와 같이 우리나라는 알코올 중독자에 대해 비교적 관대한 나라이고 과음을 일상화하고 술을 강권하는 문화를 가졌다. 따라서 국제적인 기준으로 볼 때 우리나라 사람 가운데 알코올 중독자로 분류할 수 있는 사람들이 의외로 많다.

알코올 중독자는 술에 대한 의존도가 매우 크다. 중독은 육체적일 뿐만 아니라 정신적인 것도 포함되어 있으므로, 설사 본인이 극복하려는 의지가 있어도 실제로는 자신의 노력만으로 금주에 성공하는 경우는 드물다. 알코올 중독에서 벗어나는 길은 분명히 의료적인 치료이므로 의사의 도움이 필요하지만 환자 본인의 태도와 삶의 방식도 완전히 바뀌어야 하므로 가족과 주위 사람들의 도움이 절실하다. 그래서 다른 사람들과 함께하는 금주 프로그램을 통한 그룹 치료는 성공할 가능성이 훨씬 높아지고 효과가 있음이 잘 알려져 있다.

알코올 중독에 대한 또 하나의 문제는 우리 사회가 초기 알코올 중독자에게는 매우 관대하지만, 진행된 알코올 중독자에 대해서는 매우 엄격하고 싸늘한 시각을 갖고 있는 이중적 태도를 취한다는 사실이다. 따라서 초기 알코올 중독자에게는 더욱 엄격해져서 새로운 알코올 중독자의 발생을 막고, 오히려 진행된 알코올 중독자는 심각한 질병으로 인정하여 철저히 치료받아 사회에 복귀할 수 있도록 인내심을 갖고 따뜻하게 받아들이는 사회적 자세가 필요하다.

TIP. 알코올 중독에서 벗어나는 세 가지 조건

알코올 중독에서 벗어난 사람들의 경험을 분석해 보면, 다음 세 가지 공통점을 발견할 수 있다.

● 중독되었다는 사실을 스스로 받아들인다
알코올 중독에서 벗어난 사람의 대부분은 자신의 알코올 중독이 자신과 가족 및 다른 사람과의 관계를 망치고 있으며 혼자서는 이 문제를 풀기가 어렵다는 사실을 인정하고 주위에 도움을 요청한다.

● 중독에서 벗어나겠다는 강력한 의지가 있다
알코올 중독에서 벗어난 사람의 대부분은 중독을 끝내겠다는 강력한 의지가 있다. 이런 분명한 의지의 근간에는 사랑하는 사람들과의 관계 복원을 갈망하는 마음이 강렬하거나 자신이 중독된 동안 여러 가지 권리가 박탈된 점에 대해 분노하는 마음 등 다양한 이유가 있다. 아무튼 알코올 중독에서 벗어나겠다는 강력한 의지는 중독으로부터 벗어나는 원동력이므로 주위에서 이를 격려해 주어야 한다.

● 의사와 가족 및 주위 사람의 도움을 요청하고 도움을 받아들인다
알코올 중독에서 벗어난 사람의 대부분은 스스로 주위에 도움을 요청하고 능동적으로 도움을 받은 경험이 있다. 자신의 노력만으로 중독에서 일시적으로 벗어날 수는 있지만, 완전하게 중독에서 벗어나기 위해서는 의사와 주위 가족의 도움이 절실하다. 본인의 노력이 중요한 것은 두말할 필요가 없지만 적절한 치료와 주위의 도움을 받으면 성공할 가능성이 훨씬 높아진다.

• • •

한 잔의 술은 건강에 좋고, 두 잔은 스트레스를 해소시키고 기분을 호탕하게 한다.
그러나 술잔이 더해지면 차차 절제를 잃고 건강마저 잃게 된다.

－ 아나카리시스

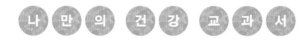

나만의 건강교과서

006

여성을 위한
생활 습관 관리법

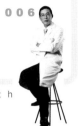

How to Keep Your Heart Health

폐경기 이후 건강은 생활 습관이 좌우한다

│ 남성과 여성의 주요 사망 원인은 다르다. 남성은 여성보다 40~64세에서 심장병에 의한 사망 위험이 두 배 이상 높다. 그러나 여성은 65세 이상에서 심장병 발생 위험이 급격히 증가하여 65~84세의 남녀 사이에는 심장병 사망률의 차이가 없다.

85세 이상의 고령에서는 여성의 사망률이 오히려 남성의 두 배 이상으로 증가한다. 이런 뚜렷한 차이는 여성 호르몬의 심장병 발병 억제 효과 때문인데, 남성에게는 이런 호르몬이 없으므로 젊은 시절부터 심장병 예방에 각별히 노력해야 한다. 여성도 폐경기 이후에는 심장병 예방에 더욱 관심을 기울일 필요가 있다.

비만과 심장병 발생의 인과 관계는 남성보다 여성에서 뚜렷하며, 여성에서는 약간의 과체중도 심장병 발생 위험을 상당히 증가시킨다.

특히 같은 비만이라도 지방 분포 부위가 심장병 발병 여부와 밀접한 관계가 있는데, 엉덩이 비만보다는 복부 비만이 있는 여성에서 심장병 발병률이 특히 높음을 기억해야 한다.

남녀 누구나 어떤 연령대에서나 심장을 건강케 하는 '건강 심장 생활법'에 익숙해져야 한다. '건강 심장 생활법'이란 지금까지 설명한 여러 가지 위험 인자를 극소화하고 이들을 검사 또는 확인을 통해 관리하는 길이다. 그런데 남자의 경우는 30대부터 각별히 이런 생활 습관을 지키는 것이 꼭 필요하며, 여성의 경우도 젊은 시절부터 이런 습관을 지키는 것이 현명하다. 특히 여성은 적어도 폐경기 이후에는 반드시 지켜야만 건강한 심장을 보장한다.

심장병의 발생 위험에 대비하는 데는 남성보다 여성의 선택권이 더 다양하여 유리하다. 하지만 분명한 것은 남성이든 여성이든 심장병 예방의 기본 원칙은 앞서 말한 건강 심장 생활법을 충실하게 이행하는 것 외에는 뾰족한 수가 없다는 것이다.

여성, 호르몬 관리가 중요하다

폐경기 전 분비되는 여성 호르몬 중에서 에스트로겐, 프로스타그란딘, TPA 등 세 가지 호르몬은 심장병 발생을 억제함으로써 남녀간 심장병 발생 빈도의 큰 차이를 나타내게 하는 주요 원인이다.

이 중에서 생리 조절에 관여하는 여성 호르몬인 에스트로겐이 심장병 발병률을 감소시키는 데 가장 중요하다. 이 호르몬은 혈액 내 좋은 콜레스테롤인 고밀도 콜레스테롤의 농도를 증가시킨다. 이 고밀도 콜레스테롤은 좋은 콜레스테롤로서, 동맥 내벽에 붙어서 동맥경화증을 일으키는 나쁜 콜레스테롤인 저밀도 콜레스테롤을 몸 밖으로 쫓아내는 역할을 하기 때문에 심장 혈관을 건강한 상태로 유지하게 된다.

프로스타그란딘은 자궁에서 분비되는 호르몬으로 동맥을 확장시키고, 혈관 내 혈전(핏덩어리) 형성을 억제하여 건강한 심장을 유지하는 역할을 한다. TPA라고 불리는 호르몬 역시 여성의 혈액에서 남성보다 훨씬 높은 농도로 나타나는데, 이 호르몬의 작용은 이미 형성된 혈전을 녹이는 기능을 함으로써 심장병 발병을 막는 매우 중요한 호르몬이다. 이 호르몬의 혈액 내 농도를 결정하는 데 앞서 언급한 에스트로겐이 관여한다.

여성 건강의 핵심, 호르몬을 관리하라

● 피임약 사용을 자제하라

최근 피임약이 많이 개선되었지만, 아직도 심장병의 위험을 높인다는 데 이론의 여지가 없다. 특히 흡연하는 여성이 피임약을 복용하는 경우에는 심장병 발병률이 39배 증가하고, 뇌졸중이 22배 증가한다는 보고는 정말이지 충격적이다. 따라서 35세 이상의 여성이거나, 다른 심장병 위험 요소를 갖고 있는 경우에는 가급적 다른 피임법을 이용할 것을 권장한다.

● 흡연을 피하라

여성이 흡연을 하는 경우엔 여성 호르몬에 의한 심장병 발생 억제 효과를 감소시켜 더욱 나쁘다. 연구에 의하면 흡연하던 여성이 2년 이상 금연하는 경우, 심장병 발병률은 흡연 여성의 3분의 1로 감소하고, 10~15년 이상 금연하는 경우에는 처음부터 흡연하지 않는 사람과 비슷한 위험률을 보이고 있다.

● 임신 중 호르몬 변화에 관심을 가져라

여성에게 임신과 출산은 건강에 있어 매우 특수한 상황을 만든다. 특히 임신은 여성의 심장에 상당한 부담을 준다. 임산부의 혈액량은 증가하게 되고 혈액 순환은 커진 자궁에 의해 부분적으로 눌려서 힘들어지고, 자라나는 아기는 산소와 영양소를 임산부의 몸에서 공급받기 때문에 임산부의 심장은 부담이 점점 커지게 된다. 그렇지만 일반적으로 심장이 건강한 여성의 경우에는 임신과 출산이 심장에 장기적으로 나쁜 영향을 주지는 않는다.

그런데 고혈압 환자의 경우, 임신이 고혈압을 악화시킬 가능성이 높기 때문에 유의해야 하며 특히 임신 말기에는 각별히 신경 써야 한다. 과거에는 모든 심장 병력을 임신과 출산의 금기로 생각하는 경우가 많았는데, 최근에는 임신 중의 심혈관의 변화에 대한 연구가 진행되어 몇몇 특수한 상황을 제외하고는 심장병의 병력 자체를 임신이나 출산 자체의 금기로 삼지는 않는다. 그러나 심장 병력이 있는 경우에 임신이나 출산을 계획하고 있다면, 사전에 심장병 주치의와 상의하는 것이 필요하다. 심장 전문의는 산부인과 전문의와 협진을 통해 안전한 임신과 출산을 유도할 수 있다.

● 당뇨병에 걸리지 않도록 주의하라

당뇨병은 남성보다 여성에서 더욱 잦으며, 당뇨병을 가진 여성은 심장병 발병 위험이 더 높다. 그 이유는 당뇨병이 여성 호르몬의 심장병 발병 억제 효과를 감소시키기 때문이다. 이런 이유로 이미 심장병 수술이나 풍선 요법으로 치료를 받은 여성 당뇨병 환자는 재발 가능성이 높아지므로 당뇨병을 적절히 관리하도록 유의해야 한다.

● 체중 관리에 신경 써라

연구에 따르면 체중과 심장병 발병의 관계는 여성에게서 더욱 뚜렷하게 나타난다. 여성의 경우는 약간의 과체중도 심장병 발병률을 상당히 증가시킨다. 특히 여성이 남성처럼 복부와 허리에 살이 많은 사과형의 비만인 경우에는 심장병 발병률이 훨씬 증가한다는 보고가 있다.

그 이유에 대해서 명확히 밝혀지지는 않았지만 복부에 있는 잉여 지방이 엉덩이 지방보다 쉽게 콜레스테롤로 전환될 수 있다는 보고가 있는데 이것이 그런 현상과 관련이 있는 것이 아닌가 생각된다. 다른 이유로는 여성이 복부 비만을 보이는 경우는 지방이 쌓이는 장소를 결정하는 여성 호르몬인 에스트로겐이 부족한 경우가 많으며, 폐경 후에 심장병 발병의 파수꾼인 에스트로겐의 감소가 심장병 위험을 증가시키는 이유라고 생각하고 있다.

● 여성 호르몬 감소를 막기 위한 식이 요법을 고려하라

평소 생활 속에서 여성 호르몬의 감소를 막을 수 있는 방법으로 식이 요법을 이용하는 방법이 있는데, 여성 호르몬에 좋은 성분인 이소플라본, 플라보노이드, 리그난 등이 많이 함유된 식품의 섭취를 적절히 늘리는 것이다.

이소플라본은 주로 콩에 많이 들어 있다. 따라서 콩으로 만든 된장, 청국장, 두부, 콩나물 등을 즐겨 먹으면 된다. 이 밖에 이소플라본이 들어 있는 식품으로는 감자, 옥수수, 땅콩, 건포도 등이 있다. 플라보노이드는 포도, 딸기, 키위, 자두, 체리, 사과, 배, 감귤류 등의 과일과 케일, 아욱, 브로콜리, 마늘 등의 채소에 들어 있으며, 녹차나 홍차에도 들어 있다. 마지막으로 리그난은 참깨, 마른 콩, 곡류의 껍질, 그리고 해초류에 들어 있다.

물론 이러한 식품을 무조건 많이 먹는 것이 좋다는 것이 아니고 기본적인 건강 식단과 하루 권장 섭취 칼로리의 범위 안에서도 다른 식품에 대체해서 먹으면 도움이 될 것이다.

• • •

새벽에 걷는 것은 심리적으로 불안한 사람에게 유익하며,
아침저녁에 걷는 것은 지나치게 감성적인 사람에게 좋다.
그리고 기운차게 걷는 것은 잘못된 환상이나 그릇된 생각을 극복하는 데
도움이 되고 체중을 줄이고 몸을 균형 있게 한다.

– 히포크라테스

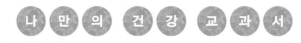

나만의 건강교과서

007

연령별
생활 습관 관리법

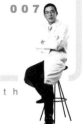

How to Keep Your Heart Health

10대, 건강에 관심을 가져라

나이가 들면 심장병 위험이 증가한다. 그렇다면 나이든 사람들만 주의하면 되는 것일까? 결코 그렇지 않다. 왜냐하면 심장병은 하루아침에 생기는 것이 아니라 오랜 기간 동안 지속적으로 손상을 입어 발병하기 때문이다.

드물지만 10대에서도 심장병은 발병한다. 10대에서 발병하는 심장병은 유전적이거나, 어린 시절 심장병 수술을 받은 후유증인 경우가 대부분이다. 이런 심장병의 증상은 일상생활에서는 나타나지 않다가 격렬한 운동을 할 때에 나타나는 경우가 많다. 그러므로 선천성 심장질환의 병력이 있거나 심장병으로 급사한 가족력이 있는 경우, 종합적인 심장병 검사를 주기적으로 받아야 하며, 격렬한 운동의 위험성에 대해 미리 알고 대처하는 것이 중요하다.

또한 장차 건강에 영향을 주는 행동과 습관이 10대에 형성되고, 협심증 같은 동맥경화증 등은 진행성 질환으로 10대에서 시작한다. 따라서 중장년에 건강한 심장을 유지하기 위해서는 10대 때부터 건강에 위험을 초래하는 요소에 대해 철저하게 교육받아야 한다.

흡연은 10대에 쉽게 시작하지만, 평생 후회하게 되는 습관이다. 흡연은 학교나 군대에서 배우는 경우가 많다. 학교와 군대에서 흡연이 심장, 혈관, 호흡기에 치명적인 질환을 일으키고 암의 원인이 된다는 사실을 반드시 가르치고 금연을 생활화하도록 해야 한다.

우리나라 12세 이하 어린이의 3% 정도에서 고혈압이 나타나며, 10대에는 이보다 증가한다. 청소년기에서는 동맥이 탄력을 유지하기 때문에 고혈압에 따른 합병증의 위험이 그리 치명적이지 않다. 하지만 20대 후반부터는 대동맥 박리증(파열의 일종)과 같은 치명적인 합병증으로 나타나기 쉽다. 고혈압을 방치하는 경우 온몸에 나쁜 영향을 끼쳐 40~50대의 주요 사망 원인이 된다. 따라서 10대에서는 신체검사를 통해 주기적으로 혈압을 검사해야 한다. 특히 비만하거나 고혈압, 당뇨병이나 뇌졸중 등의 가족력을 가진 경우에는 혈압 관리에 더욱 신경을 써야 한다.

보통 건강한 노후의 심장을 위해서는 10대에서부터 콜레스테롤을 190mg% 이하로 유지해야 한다. 부모의 콜레스테롤이 240mg% 이상이거나, 부모나 조부모 중에서 55세 이전에 심장병에 걸린 병력이 있는 경우에는 170mg% 이하로 유지해야 심장병의 위험을 제거할 수 있다. 고지혈증을 가진 사람 중 약 2% 정도는 유전적인 요인이지만, 대다수의 사람들은 너무 많은 지방 섭취가 원인이 된다. 따라서 10대라도, 콜레스테롤이 높은 적이 있거나, 가족 중에 심장 병력이 있거나, 부모의 콜레스테롤이 240mg% 이상이거나, 본인이 흡연, 비만, 고혈압 등 위험 요소를 갖고 있을 때는 자주 검사하며 관리해야 한다.

영양 관리의 중요한 지침은 지방의 섭취를 총 흡수 열량의 30% 이하로 유지해야 한다는 사실이다. 보통 햄버거와 같은 고지방식을 계속 섭취했을 때 지방이 차지하는 비율은 38~40% 이상으로 올라가 비만과 고지혈증의 원인이 될 수 있다. 부모가 자녀의 과외공부에만 신경 쓸 것이 아니라 건강식을 공급하고, 저지방 스낵과 과일 등을 균형 있게 공급하며, 적절한 영양 교육에도 신경을 쓰는 것이 자녀의 건강한 미래를 보장하는 길이다.

우리나라 10대의 25~30%가 과체중이라는 보고가 있다. 10대의 비만은 중장년의 비만으로 이어지는 것이 보통이며 심장병의 주요 원인이 된다. 따라서 의사의 지도하에 식이 요법, 운동 요법을 통해 체중 조절을 해야 한다. 어떤 경우에도 의사의 지도 없이 정체불명의 약으로 체중을 줄이려 해서는 안 된다.

10대에서 발병하는 당뇨는 중장년의 당뇨와 다르므로 특히 철저한 관리가 필요하다. 성장과 체내 대사 이상이 깊은 관련이 있으므로 이 분야에 저명한 당뇨병 전문가의 도움을 받아야 한다.

10대에서도 연 1회 정도 정밀한 건강 검진이 필요하다. 학교에서 하는 건강 검진은 형식적으로 진행되어 유명무실한 경우가 많으므로 제대로 된 건강 검진으로 볼 수 없다. 건강 관리를 위해 시간과 비용을 투자하는 습관이 10대에 들어야 나이 들어서도 건강한 삶을 살 수 있게 된다.

20~30대, 술과 담배를 끊어라

우리나라의 10대들은 과도한 입시 스트레스에 시달린다. 그러다 대학에 입학하는 순간 해방감을 느끼게 되고 그러한 해방감은 술과 담배에 찌든 방종한 생활로 이어지는 경우가 종종 있다. 요즘엔 대학생들도 취업 경쟁으로 공부하느라 바쁘다고 하지만 강남이나 신촌 등의 번화가에 가보면 20대들이 유흥 문화의 중심에 있음을 쉽게 알 수 있다. 젊을 때 즐기는 것을 나무라는 것이 아니다. 다만 젊다고 건강을 지나치게 과신하다 보면 30~40대에 치명적인 질병을 얻어 고생할 수도 있으므로 조심할 필요가 있다.

30대는 학교를 졸업하고 본격적으로 사회생활을 시작할 때이기 때문에 그 어떤 시기보다 의욕에 넘쳐 있다. 또한 결혼과 출산 등 인생에 있어서 커다란 전환기를 맞는 시기이며 스스로의 노력으로 성공이라는 열매를 맛보기 시작하는 때이기도 하다. 한마디로 인생 중 가장 에너지가 넘치는 시기다. 이때부터 슬슬 몸 관리를 시작해야 건강한 40대를 맞이할 수 있다. 특히 지나치게 성공주의에 몰입하여 과로하거나 위험도가 높은 재테크에 올인하는 일이 없도록 삶의 균형을 유지하는 태도를 갖는 것이 중요하다.

20~30대에 공통으로 당부하고 싶은 것은 술과 담배를 끊으라는 것이다. 요즘엔 10대 때부터 술, 담배를 배우는 경우가 많다고 하지만 혹시 20대에 들어 처음 시작하려는 사람이 있다면 아예 시작하지 말라고 충고하고 싶다. 30대는 건강한 40대를 위해 지금이라도 과감한 결단을 내릴 필요가 있다.

젊은 심장은 건강한 심장이라고 생각하지만, 이 건강한 심장도 나이를 먹어감에 따라 병들게 된다. 젊었을 때 심장병 위험 요소를 잘 조절하지 않으면 노후에 심혈관 계통 질환의 발병으로 이어진다. 따라서 젊은이들은 미래를 위한 재테크뿐만 아니라 건강을 위한 재테크에도 시간과 노력을 투자해야 한다.

40대, 적당한 운동을 하라

　　40대야말로 본격적으로 건강을 관리해 주어야 할 시기다. 특히 우리나라 40대 남성들에게 돌연사의 비중이 높게 나타나는 것을 감안하면 건강에 대해 아무리 강조해도 지나치지 않는다. 아직까지 술, 담배를 끊지 못한 사람이라면 병원 클리닉의 도움을 받아서라도 금연, 금주할 것을 강력히 권한다.

사람의 신체는 40대부터 기능이 현격히 저하되기 때문에 운동을 꾸준히 해주어야 한다. 그러나 그동안 운동을 하지 않던 사람이 갑자기 격한 운동을 하는 것은 위험하므로 자신의 건강 상태를 먼저 점검한 후 적당한 운동을 골라 천천히 시작해야 한다.

20~30대부터 꾸준히 운동을 해오던 사람들도 젊을 때 하던 것과 똑같이 하려고 하지 말고 변하는 몸 상태에 따라 운동의 강도와 종류에 변화를 주는 것이 좋다. 특히 유연성이 많이 떨어지게 되므로 스트레칭 운동을 추가로 더 많이 해주어야 한다.

40대부터는 정기 검진이 필수이며 가족력과 관련한 질병에 보다 적극적으로 대처해야 한다. 스트레스를 관리하는 능력도 발휘해야 한다. 또한 40대가 되면 다들 건강에 관심이 높아져 또래들끼리 건강에 대한 정보들을 교환하는 일이 많은데, 이때 잘못된 정보에 현혹되는 일이 없도록 제대로 된 건강서 한 권 정도 정독하며 건강 관리의 가장 기본적인 원리를 이해하고 있으면 훨씬 도움이 될 것이다.

50대 이후, 건강 관리를 체계적으로 시작하라

우리나라의 노인 인구가 2008년 현재 500만 명을 넘어서며 전체 인구의 10%를 돌파했다는 소식을 접했다. 이처럼 노인 인구가 급속히 증가하는 이유는 의학의 발달로 평균 수명이 늘어났기 때문이다. 그러다 보니 요즘에는 환갑잔치 대신 칠순잔치를 더 크게 하는 것이 대세이고, 노인들이 많이 모이는 곳에 가면 60대는 아예 '젊은이' 취급을 받는다고 한다.

그러나 한편으로 노인들의 의료비 지출 비중은 해가 갈수록 높아져 최근 10년 새 여덟 배가 증가했다고 하니 고령화 사회의 또 다른 문제점이 아닐 수 없다. 흔히들 한창 일할 나이인 30~50대 사이의 장년층이 건강에 관심을 갖고 관리하는 것은 당연하게 생각하면서 노인들의 건강은 늙었으니까 당연히 그런 것으로 받아들이는 경향이 있는 것 같아 안타깝다.

이제는 단순히 오래 사는 것이 문제가 아니라 병 없이 건강하고 활기차게 살다가 가는 삶의 질을 이야기할 때가 아닌가 싶다. 그런 점에서 노인 건강법에 대한 보다 체계적인 관리가 필요하다.

심장병은 노년기의 중요한 사망 원인 중 하나다. 그렇다면 노년기에는 심장을 어떻게 관리해야 할까? 우선 적절한 운동, 건강한 식단,

적절한 의료 관리 등으로 요약할 수 있다. 중년이나 노년에서라도 운동을 시작하고, 금연하고, 정상적인 혈압을 유지하고, 체중을 조절하면, 심장병에 의한 사망률을 상당히 떨어뜨릴 수 있다.

나이를 먹을수록 심장의 작동은 점점 비효율적이 된다. 심장은 유연성을 잃게 되고 심장동맥의 동맥경화증이 진행되고 심장 벽이 두꺼워져 수축력보다 이완력이 먼저 떨어지게 된다. 심장의 기능이 떨어지는 것은 남녀 사이에 차이가 있는데, 남성에서는 나이가 들수록 심장병의 위험은 점점 증가한다. 한편 여성은 폐경기 전에는 심장병의 위험이 매우 낮으나, 65세 이후에 급격히 증가되어 65~85세에서는 남성과 차이가 없고, 85세 이후에는 남성보다 오히려 심장병에 의한 사망률이 높다.

노인의 심장에서 흔히 나타나는 심장병에는 관상동맥 질환(협심증), 고혈압, 판막 질환, 부정맥 및 대동맥 질환 등이 있다.

건강하게 장수하려면 심장병 위험 요소를 가능하면 제거하고, 정상적이고 높은 수준의 심장병에 대한 의료 서비스를 받는 것이 필수적이다. 특히 심장병 진료 및 수술에 있어 한국의 수준은 세계 최고라고 평가되고 있다. 그러나 역시 노인의 심장 건강에 있어서도 운동, 식이요법이 기본이며 여기에 추가로 약물 요법 등을 고려해야 한다.

최근 연구에 따르면 남자의 경우에는 평소 운동을 하지 않던 사람이 나이가 들어서 운동을 시작한 경우에 전혀 안 하는 사람보다 사망률이 44% 감소했다는 보고가 있다. 또한 75세 이상의 여성 중에서 활동적인 여성이 비활동적인 사람보다 훨씬 장수한다는 보고가 있다. 이와 같이 운동은 장수의 비결일 뿐 아니라 스트레스를 줄이고 삶의 질을 높이므로 나이가 들수록 운동이 보약이다.

식이 요법은 특히 여성의 심장병 예방에 중요한 요소다. 55세에서 74세 여성의 경우에는 50% 이상에서 식이 요법만으로 혈중 중성 지방과 콜레스테롤을 감소시키고 체중과 혈압을 조절할 수 있었다는 보고가 있다. 실제로 지방과 콜레스테롤 섭취를 줄이고 식이섬유를 많이 먹으면 남녀 모두에서 심장병 예방에 도움이 된다는 사실은 잘 알려져 있다. 또한 저염식과 고칼륨식 식이 요법은 고혈압 치료에 큰 도움이 된다.

약물 요법은 심장병 예방과 치료의 근간이다. 그러나 나이를 먹으면 신체가 노화되고 이에 따라 같은 약물이라도 반응이 달라진다는 사실을 잊지 말아야 한다. 레닌(renin, 혈압을 관장하는 효소)의 감소, 체내 칼륨의 감소, 대사가 느려지는 것 등이 노인들에게서 쉽게 볼 수 있는 생리적 변화다. 이런 이유로 같은 약물에 대해서도 노인들은 특히 부작용과 민감성을 보이기 쉬우므로 용량 조절과 부작용 발생에 각별히 유의해야 한다. 그러나 경험 있는 심장 전문의가 적절히 투약하는 경우, 노인들에게서도 혈압, 혈중 중성 지방, 콜레스테롤을 효과적이고 안전하게 조절할 수 있다.

노인에게 흔한 심장병

● 관상동맥 질환

심장에 혈액을 공급하는 관상동맥에 동맥경화증이 진행되어 심장 벽에 적절한 혈류 공급이 이루어지지 않게 됨으로써 발생하는 질환이 관상동맥 질환이다. 흔히 가슴의 통증을 수반하며, 일명 협심증이라고 알려져 있는데 요즘에는 흔한 질병이 되었다. 적절한 치료가 이루어지지 않으면, 심장 벽이 상해서 심근경색증이 일어나게 된다.

● 고혈압

65세 이후의 노인 중 약 60%에서 고혈압이 발생할 정도로 흔한 질환이며, 뇌졸중이나 심장 발작의 원인이 된다. 55세 이하에서는 남성이 여성보다 고혈압의 위험이 더 높고, 55세에서 75세까지는 남녀의 차이가 없으며, 75세 이후에는 여성이 남성보다 고혈압의 위험이 더 높다. 고혈압은 식이 요법, 체중 조절, 운동과 약물 요법 등으로 효과적으로 치료될 수 있다. 고혈압을 적절히 치료하면 심장병과 뇌졸중에 의한 사망률을 급격히 감소시킨다.

● 판막 질환

노인의 심장에서 흔히 나타나는 판막 질환에는 대동맥 판막 협착증이 있는데, 요즈음에는 판막을 치환할 필요 없이 새롭게 개발된 종합적 대동맥 근부 및 판막성형술(CAVAR)로 쉽게 고칠 수 있다.

● 부정맥

노인의 심장에서 흔히 나타나는 부정맥의 종류에는 심장 블록과 심방 세동이 있다. 심장 블록은 심방에서 심실로 자극이 전달되는 과정에 장애가 생긴 상태로 인공 심장 박동기 삽입을 통해 효과적으로 치료되며, 심방 세동은 심장의 일

부분이 빈번하게 수축하는 현상으로 약물 또는 수술로 완치될 수 있다. 과음이
심방 세동의 원인이 될 수 있으므로 특히 노년에는 과음을 피해야 한다.

● 대동맥 질환

동맥경화증과 고혈압이 원인이 되어 나타나는 대동맥 질환의 종류에는 대동맥
류와 대동맥 박리증(파열)이 있다. 두 질환 모두 생명을 위협하는 질환인데, 모
두 응급 수술을 요하며 수술로 완치될 수 있다.

● ● ●

흡연, 과도한 음주, 운동 부족, 그리고 과식 특히 지방과 당분의 과도한 섭취가
신체에 손상을 주는데, 우리는 이것을 종종 나이 탓으로 돌리고 있다.

- 존 로우

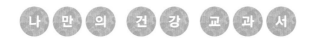

나만의 건강교과서

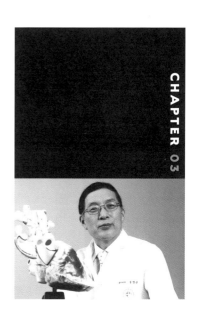

유쾌하게 사는
스트레스 클리닉

How to Keep Your Heart Health

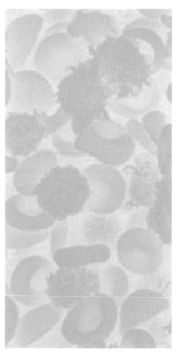

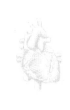

스트레스가
치명적 질병을 부른다

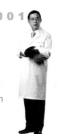

How to Keep Your Heart Health

스트레스에 관한 오해와 진실

      | 정년 퇴임 후 받은 퇴직금으로 재산 증식을 하려고 주식에 투자했다가 최근 주가 폭락으로 투자 금액을 모두 날려 버렸다는 강 씨. 그는 요즘 한밤중에 자다가 깨어나면 마음이 산란하여 새벽까지 잠을 못 이루고 불면증에 시달린다고 한다.

  남편과의 잦은 불화로 이혼까지 심각하게 고려하고 있는 가정주부 최 씨. 아침에 일어나면 온몸이 뻣뻣하고 가슴이 답답하고 온종일 머리가 아픈 증상을 호소한다.

  위의 두 경우는 우리 주변에서 흔히 듣는 스트레스에 의한 대표적인 증상들이다. 지금까지 우리는 건강을 위해 고쳐야 할 먹고 마시고 움직이는 기초 생활 습관에 대해서 알아봤다. 그런데 현대인의 건강에서 빼놓고 이야기할 수 없는 것이 있으니 바로 스트레스다. 식이,

운동, 흡연, 음주 등의 생활 습관은 실천하기 힘든 부분이 있기는 하지만 원리는 단순해서 마음만 굳게 먹으면 어느 정도 눈에 띄는 개선 효과를 볼 수 있다.

그러나 스트레스는 눈에 보이는 것도 아니고 사람마다 받아들이는 강도도 달라서 조절하기가 여간 까다로운 존재가 아니다. 그렇다고 그대로 방치할 수만도 없는 것이 바로 스트레스다. 이제 현대인들의 생명을 위협하는 스트레스에 보다 현명하게 대처하는 방법을 고민하고 실천할 때다.

주변에서 항상 긴장해 있고, 신경이 곤두서 있고, 주위 사람들에게 짜증을 잘 내는 사람들을 자주 볼 수 있는데 이런 사람들은 바로 만성 스트레스에 시달리는 사람들이다. 이런 사람들은 대부분 병원에 가면 의사들로부터 여러 가지 검사를 받은 후에 아무런 이상도 없다는 진단을 받으니 당사자로서는 미칠 노릇이다.

스트레스란 무엇인가? 바로 인간이 살아가면서 받는 자극에 대응하는 개인 또는 집단의 정신적, 생리적 반응이라고 정의할 수 있다. 스트레스란 결국 개인적인 것이다. 예를 들어 이혼을 한다든지, 직장을 잃는다든지, 사기를 당해 큰 돈을 잃는다든지, 운영하던 회사가 부도가 난다든지 하는 일은 인생에 있어서 큰 사건이며 스트레스다. 이런 부정적인 큰 스트레스에 대한 반응은 개개인에 따라 정도의 차이가 있지만 분명하고 상당하다. 이런 스트레스가 건강을 해칠 것은 자명한 일이므로 이런 일을 당했을 때는 정신과 전문의의 적극적인 도움을 받을 필요가 있다.

그런데 어떤 사람들은 자동차 열쇠를 잃어버렸다든지, 상대방이 약속 시간에 20~30분 늦었다든지, 교통 정체 지역의 움직이지 않는 차

속에 갇혀 있는 경우처럼 사소한 일에도 크게 스트레스를 받고 불같이 화를 내기도 하지만, 수양이 잘된 사람들은 별로 스트레스를 받지 않는다. 결국 사람들은 시간에 따라 또는 기분에 따라 같은 스트레스에 대해서도 전혀 다르게 반응한다.

우리가 스트레스를 극복하기 위해서는 스트레스를 받는 요인을 정확하게 알아야 하며, 무엇보다도 스트레스는 무조건 나쁜 것이라는 생각에서 벗어나야 한다. 어떤 스트레스는 흥분과 기쁨을 자극하는 짜릿한 것일 수도 있고, 정신을 차리게 하는 자극일 수도 있다. 그러나 여기에서 말하려는 것은 스트레스가 일으키는 생리적인 반응, 특히 심혈관 계통의 변화다.

자연계에서 동물들은 천적을 만났을 때, 싸우거나(fight) 도망가거나(flight) 하는 두 가지 반응을 보인다. 인간들에게 이런 위협은 정신적이거나(원고 마감일 임박 등), 감정적이거나(이혼, 사별 등), 육체적(자동차 충돌 사고 직전 등)일 수도 있다. 이런 위협은 현대를 살아가는 모든 사람들에게 정글과 같은 사회에서 수시로 부닥치는 흔한 스트레스다.

이런 스트레스를 받는 상황에 직면하면, 사람의 신경 조직과 부신 피질은 자동적으로 호르몬(아드레날린)을 분비하여 스트레스 상황에 대치하기 위한 준비를 한다. 따라서 심장 박동이 증가하고, 혈압이 오르고, 혈액 응고력이 증가되고, 피부 혈관이 수축하고, 근육이 강하게 긴장하고, 근육과 뇌에 혈류가 증가하고, 혈액 내의 지방의 농도가 증가하여 갑작스러운 에너지 소비에 대비하게 된다.

그런데 동물은 천적을 만났을 때의 스트레스 상태도 천적과의 싸움이 끝나는 5~10분 정도면 상황 종료다. 하지만 사람의 경우 스트레스를 주는 요인이 워낙 다양하고 복잡하다 보니 한번 받은 스트레스가 한동안 지속되는 경우가 많다. 문제는 이런 스트레스 상태가 한두 시간 또는 길어야 하루 이틀 사이에 끝이 나면 그래도 다행인데 1주일이고 한 달이고 지속되면 우리 몸이 그 상태를 도저히 버텨 낼 수 없는 지경에 이르게 된다. 그리고 결국 돌이킬 수 없는 치명적 질병에 걸리고 마는 것이다.

스트레스가 만드는 무서운 질병들, 암과 우울증

우리나라 사람의 두 번째 사망 원인은 암이다. 최근 유명 영화배우가 위암 투병 중이라는 사실이 알려지면서 젊은 사람들 사이에서 암에 대한 경각심이 높아졌다. 비단 그 사람의 경우뿐만 아니라 우리 주변에는 암으로 아까운 삶을 마감하는 경우가 너무도 많다.

암의 발생 원인은 '공격 인자'와 '방어 인자'로 나눌 수 있다. '공격 인자'는 우리가 잘 알고 있는 발암 물질이나 암을 발생시킬 수 있는 외적인 요인을 뜻한다. 예를 들면 폐암의 원인이 되는 흡연이나 대기 오염, 피부암의 원인이 될 수 있는 자외선 노출, 혈액암을 일으키기 쉬운 방사능 노출, 유방암 발병률을 높이는 모유 수유의 기피 등을 암을 발생시키는 '공격 인자'로 분류할 수 있다.

그렇다면 암을 일으키는 '방어 인자'란 무엇일까? 우리 몸은 일반적으로 세포 분열 과정에서 비정상적인 세포(암세포 포함)가 하루에 8,000~1만 2,000개가 발생한다고 추정하고 있다. 그럼에도 우리가 암에 걸리지 않는 이유는 우리 몸의 면역 감시 체계 중에서 CD 8이라는 림프구가 이런 암세포들을 제거하기 때문인데, 이것이 바로 '방어 인자'다. 그래서 암의 예방에는 공격 인자의 관리뿐 아니라 방어 인자의 관리 역시 중요하다.

그런데 여기서 한 가지 주목할 것이 있다. 혈관을 공격하는 주요 원인으로 지적했던 '스트레스'가 이 방어 기전에도 치명적인 영향을 끼친다는 사실이다. 혈관이 수축하면 비정상 세포들이 활발히 제거되지 못하고 각종 장기에 걸리게 되고, 이러한 세포들이 비정상적으로 증식하는 것이 바로 암이다.

최근 사회적으로 큰 이슈로 거론되고 있는 것은 또 하나의 사망 원인인 자살이다. 자살 그 자체는 질병이 아니지만 자살에 이르게 하는 원인 중에 극심한 스트레스로 인한 우울증이 가장 큰 비중을 차지하고 있기 때문에 결코 무시할 수 없는 문제다.

다른 어떤 원인보다 스트레스는 관리하기 어렵고 복잡하다. 하지만 적을 알고 나를 알면 백전백승이라는 말이 있듯이, 스트레스와 그로 인한 신체의 영향을 알고 여러 가지 긍정적인 생각이나 여가 활동을 한다면 스스로 스트레스로부터 자신을 지킬 수 있을 것이다.

• • •

행복의 비밀은 자기가 좋아하는 일을 하는 것이 아니라
자기가 하는 일을 좋아하는 것이다.

– 제임스 베리

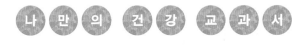

나만의 건강 교과서

화를 잘 내는 사람은
심장병을 조심하라

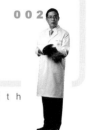

How to Keep Your Heart Health

스트레스는 심장 질환을 촉발시킨다

　│ 기계설비 회사를 운영하는 장 씨는 최근 납품업체의 부도로 심한 자금 압박을 받고 있었다. 어느 날 그는 밀린 직원들 월급을 걱정하다가 늦은 점심을 먹으러 나갔다. 그러나 그 길로 그는 영영 돌아오지 않았다.

　오후에 회의가 잡혀 있는데도 사장님이 나타나지 않자 직원들은 불안했다. 비서가 휴대폰으로 아무리 전화를 걸어도 감감 무소식이었다. 그러다 저녁 늦게 경찰서에서 연락이 왔다. 장 씨가 근처 헬스클럽 탈의실에서 쓰러진 채 발견되었고 곧바로 병원으로 옮겼으나 이미 사망한 후라는 것이었다. 심장마비로 인한 돌연사였다.

　"사장님이 요즘 스트레스를 많이 받기는 했지만 평소 건강하신 분이라 그렇게 갑자기 돌아가신 것이 믿어지지 않아요."

회사 직원들은 평소 건강하던 그가 그렇게 갑자기 사망했다는 사실에 크게 놀랐다. 경찰 조사에 의하면 그는 늦은 점심을 먹고 평소 자주 이용하던 헬스클럽으로 갔다고 한다.

"평소 스트레스를 받는 일이 있으면 운동으로 풀던 아주 건강한 사람이었어요."

갑작스런 남편의 죽음에 눈물만 하염없이 흘리는 부인 역시 그의 죽음이 믿기지 않기는 마찬가지였다. 이처럼 평소 심장 질환이 전혀 없던 사람들이 극심한 스트레스 상황에서 갑작스럽게 심장에 이상이 생겨 돌연사 하는 경우가 종종 있다.

텔레비전 드라마를 보면 나이 지긋한 주인공이 충격적인 사건을 접하는 대목에서는 뒷목이나 왼쪽 가슴을 움켜지고 쓰러지는 장면이 빠지지 않고 나온다. 극중 인물이 얼마나 극심한 스트레스를 받았는지를 보여 주기 위한 가장 대중적인 장치다.

그런데 현실 속에서도 심장병을 가진 사람들은 감정적으로 스트레스를 받을 때 가슴 통증을 느끼는 경우가 많고 심장 발작을 일으키기도 한다. 그 이유는 스트레스에 대한 반응으로 나타나는 심장 박동수의 증가와 혈압의 상승이 심장의 산소 소비를 증가시키기 때문이다.

또한 지나친 스트레스 호르몬의 분비 증가로 혈압이 상승되어 동맥 내벽에 손상을 일으킬 수 있으며, 치유 과정에서 동맥이 두꺼워지거나 굳어져서 혈관이 좁아지게 되고 협심증의 원인이 된다. 스트레스 반응으로 나타나는 혈액 응고력의 증가는 원래 동물들이 싸우다가 다치는 경우 출혈을 줄이는 데 효과적인 생명 보호 장치다. 그런데 이런 반응이 사람에게는 오히려 좁아진 동맥 내에서 혈액 응고를 촉진시켜 혈관이 완전히 막히게 되는 원인이 된다. 그리고 이런 과정을 거쳐 심장 발작을 일으키게 된다. 따라서 스트레스는 심장병 악화의 중요 원인으로 인식되고 있다.

일반적으로 허혈 상태란 동맥이 좁아지거나 막힘에 의해 충분한 산소 공급을 받지 못하는 상황이다. 심근의 허혈 상태도 이와 같다. 스트레스로 인해 더욱 많은 산소를 필요로 하는데 관상동맥이 좁아져서 이런 요구를 충족시키지 못하면 심근은 허혈 상태에 빠지고 흉통(가슴통증)이 발생하게 된다.

그러나 흉통은 꼭 믿을 만한 증상은 아니다. 30~40%에 이르는 많은 협심증 환자들은 흉통을 느끼지 못하며 이런 상황을 무통협심증이라 한다. 이런 환자들은 흉통에 의한 경고 없이 심근경색증에 빠질 위험이 높으므로 더욱 위험하다.

화를 잘 내는 사람은 심장병을 조심하라

66세의 한 남성은 평소 화를 잘 내서 사소한 일에도 부인과 싸움을 벌이곤 했다. 어느 날 별것 아닌 문제로 말다툼을 하던 끝에 갑자기 쓰러져 의식을 잃었고, 곧바로 병원으로 옮겼으나 사망하고 말았다. 가족들의 증언을 들어 보면 그의 평소 식습관도 좋은 편이고 운동도 꾸준히 하는 편이라고 했다. 담배도 피우지 않고 다만 술을 가끔 과음하는 정도였다. 이러한 상황들을 종합해서 볼 때 그의 심장에 나쁜 영향을 미친 것은 그의 성격일 가능성이 높다.

성격은 건강에 어떤 영향을 끼칠까? 이미 의학계의 오랜 연구로 사람의 성격이 심장에 상당히 오랜 기간 영향을 미친다는 점이 인정되었다. 1960년대 중반 마이어 프리드만(Meyer Friedman)과 레이 로젠만(Ray Rosenman)은 사람의 성격을 두 가지로 분류했다. 하나는 A타입의 성격으로 경쟁적이고 의지가 강하고 성취 욕구가 높은 반면에 참을성이 없고 화를 잘 내고 적의를 잘 드러내며 일을 강박적으로 처리하는 성향이 있다. 또 하나는 B타입의 성격으로 성취 지향적이기는 하지만 서두르거나 긴장하지 않고, 자신이 이룬 성취에 만족하며 산다. 이들은 생활에서 만족을 얻음으로써 보상받는다고 생각한다.

연구 결과에 따르면 A타입의 사람이 스트레스를 받으면 협심증, 심근경색증, 뇌졸중 등의 심혈관 질환에 걸릴 확률이 높고, B타입의 사람이 스트레스를 받으면 암에 걸릴 확률이 높다. 특히 특정한 직업을 가진 남자들을 대상으로 한 연구에서 B타입의 사람들은 A타입보다 협심증에 걸릴 확률이 반 이하인 것으로 결과가 나왔다고 한다.

이와 같이 자신의 성격을 알고 조절하면 스트레스를 감소시키고 건강하게 살 수 있다. 건강을 지키기 위해서 가장 좋은 것은 A타입도 B타입도 아닌 중간이 되는 것이다. 성격도 균형을 유지하는 것이 중요하다. 어느 쪽이든 한쪽으로 치우치는 것은 건강에 좋지 않다. 너무 화를 잘 내는 사람은 성질을 좀 죽일 필요가 있고, 너무 잘 참는 사람은 가끔씩 속의 말도 할 줄 알아야 한다.

직업적인 스트레스가 심장에 무리를 준다

사람마다 스트레스에 대한 반응이 다르기 때문에 스트레스를 정확하게 측정하거나 계산하기는 힘들다. 그래도 어떤 자리에서 어떤 일을 하느냐에 따라 받는 스트레스를 어느 정도 가늠해 볼수 있다.

연구에 의하면, 피고용자 중에서 주요 결정권은 없으나 결과에 대해서는 상당한 책임을 져야 하는 사람의 스트레스가 가장 크다는 보고가 있다. 즉 우리나라 샐러리맨 대부분이 이런 일을 한다고 볼 때, 직업에 대한 스트레스가 적지 않을 것이다.

또한 앞의 일로 스트레스를 가진 채 다음 일을 시작해야 하는 경우, 인간적인 갈등에 의한 스트레스가 큰 경우, 주위로부터 지나친 기대를 받는 경우, 젊은 시절부터 너무 많은 책임을 맡은 사람에게서 심장병이 증가한다는 보고가 있다.

반면에 신분에 알맞은 지위, 적절한 책임, 좋은 인간관계를 가질 수 있는 사람에게서 심장병의 위험은 감소한다고 알려져 있다. 자기가 좋아하는 일을 하고 그 일을 잘할 수 있다면, 그 직업이 자신에게 맞는 일이라면, 일로 인한 심장병의 위험은 높지 않다고 볼 수 있다. 그러나 직업의 조건은 사전 예고 없이 변하기 때문에 단정적으로 말하기는 힘들다.

결국 직업은 건강에 매우 중요하고 직업 환경의 변화에 잘 적응하는 것이 심장의 건강을 지키는 데 매우 중요하다.

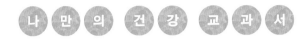

나만의 건강 교과서

스트레스
자가 진단

003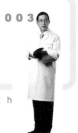

How to Keep Your Heart Health

　모든 스트레스가 나쁜 것이라고 말할 수는 없다. 우리는 정신적인 스트레스, 감정적인 스트레스, 육체적인 스트레스를 통하여 성취를 맛보고 때로는 스트레스를 즐기기도 한다. 번지 점프를 하면서 육체적인 스트레스의 한계에 도전하는 사람들도 의외로 많다. 그러나 이런 좋은 결과는 스트레스에 대해 긍정적으로 대할 때만 가능하다.

　그렇다면 어느 정도의 스트레스가 적절하거나 지나치다고 말할 수 있을까? 이에 대한 명확한 대답을 하기는 어렵다. 다만 다음의 체크 리스트로 간단히 자가 진단을 해볼 수는 있다. 자신의 스트레스 정도를 파악하는 것은 스트레스 관리의 기본이 된다. 스트레스를 긍정적인 에너지로 활용하기 위해서라도 자주 체크해 보기 바란다.

스트레스 자가 진단 체크 리스트

만일 다음에 나열하는 스트레스의 대표적인 증상 서른다섯 가지 중에서 세 가지 이상의 증상이 1주일 이상 지속된다면 과도한 스트레스를 받고 있다고 볼 수 있다.

☐ 자기도 모르게 손을 두드리거나, 발을 떨거나 움직인다.

☐ 자기도 모르게 이를 악물거나 얼굴 근육에 힘을 주게 된다.

☐ 자기도 모르게 입술이 떨리거나 눈썹이 떨린다.

☐ 이를 간다.

☐ 손톱을 물어뜯는다.

☐ 계속적으로 손톱을 뜯거나 얼굴을 꼬집는다.

☐ 두서너 가지 일을 한꺼번에 하려고 한다.

☐ 자기도 모르게 머리카락을 만지작거린다.

☐ 공연히 말을 많이 한다.

☐ 갑자기 자신을 표현하기가 어렵다고 느낀다.

☐ 폭음한다.

☐ 폭식한다.

☐ 담배를 두 개비 이상 계속 피워 댄다.

☐ 손발이 차갑고 끈적거린다.

☐ 입이 마른다.

☐ 진땀이 자주 난다

☐ 얼굴이 자주 붉어진다.

☐ 심장이 두근거린다.

☐ 마른기침이 자주 난다.

- [ ] 숨을 쉬기가 어렵다.
- [ ] 목이 뻣뻣하다.
- [ ] 두통이 자주 나타난다.
- [ ] 소화가 잘 안 되고 신물이 올라온다.
- [ ] 피로감이 든다.
- [ ] 근육통이 나타난다.
- [ ] 분노가 치민다.
- [ ] 이유 없이 눈물이 난다.
- [ ] 나쁜 소식이나 불운에 빠질 것 같은 예감이 든다.
- [ ] 좌절감이 든다.
- [ ] 우울한 생각에서 벗어나기 어렵다.
- [ ] 시간이 부족하다는 생각에서 벗어나기 힘들다.
- [ ] 쉽게 화가 난다.
- [ ] 참을성이 없어진다.
- [ ] 사소한 일에 과잉 반응한다.
- [ ] 하던 일이 걱정이 되고, 두려운 마음이 든다.

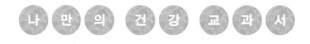

유쾌하게 스트레스로부터 자유로워지는 법

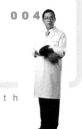

004

How to Keep Your Heart Health

스트레스 받는 상황을 피하라

스트레스 없이 즐거운 인생을 사는 것은 모든 현대인들의 바람일 것이다. 하지만 점점 빠르게 변화하고 복잡해지고 각박해지는 세상 속에서 스트레스를 받지 않고 살기란 말처럼 쉬운 일이 아니다. 그래도 스트레스를 전혀 안 받고 살 수는 없겠지만 되도록 스트레스를 덜 받는 방향으로 움직이다 보면 어느 정도 스스로 조절할 수 있게 될 것이다.

스트레스를 주는 상황 중에는 자신의 노력으로 피할 수 있는 것도 있다. 마음먹기에 따라서는 그리 어려운 일이 아닌 경우도 많다.

예를 들어 친구가 자동차를 빌려 달라고 하는 경우를 생각해 보자. 괜히 거절하지 못하고 빌려 주었다가 '마누라하고 차는 빌려 주는 것이 아니라던데, 괜히 빌려 줬나? 혹시 사고라도 나면 어쩌지?' 이런 걱정을 하며 스트레스를 받느니, 차라리 "미안하다. 나도 그날 차쓸 일이 있다." 이렇게 말을 돌려서 거절을 하는 게 훨씬 건강에 이로울 것이다.

또한 만나기 싫은 사람이 있다면 억지로 만날 필요가 없다. 적절한 핑계로 피하는 것이 스트레스를 줄일 수 있는 방법이다.

무엇보다 지나친 욕심을 버리고 모험을 줄이면 스트레스를 받을 상황을 확실히 줄일 수 있다. 목돈이 있을 때 불안한 주식에 투자를 하는 것보다는 이자는 적더라도 안정적인 은행에 넣어 두면 '혹시 주가가 떨어지면 어쩌나' '어렵게 모은 재산인데 다 날리면 어쩌나' 하고 조바심을 내면서 스트레스에 시달리는 염려는 줄어들 것이다.

계속해서 강조하지만 스트레스는 심장병의 악화 요인이다. 항상 자신이 받는 스트레스가 지나치게 과도한 것이 아닌지 여부를 판단하고, 지나친 스트레스를 받는다고 생각되는 경우에는 적극적으로 해결하려고 노력해야 한다.

가정을 가장 편안하고 즐거운 곳으로 만들어라

많은 사람들이 나에게 스트레스를 어떻게 관리하는지 묻곤 한다. 그럴 때마다 나는 항상 이렇게 대답한다.

"가정을 천국으로 만드세요."

밖에서 일에 전념하기 위해서는 특히 집안에서 스트레스를 받아서는 안 된다. 그래서 나는 집안에서 일어나는 일은 모두 아내에게 맡긴다. 옷도 아내가 골라 주는 것으로 입고, 집안 대소사 일처리 역시 아내가 다 알아서 하도록 둔다. 일종의 분업이다. 그렇게 분업을 하면 아내는 자기 맘대로 해서 좋고 부부간에 서로 의견 충돌이 생길 일이 없다. 시시콜콜 남편이 자꾸 간섭하면 아내도 스트레스를 받는다. 밖에서 하는 일만으로도 스트레스를 받는데 굳이 집에서까지 신경 쓸 일을 만들 필요가 없다. 일의 분담이 스트레스를 줄인다.

또 대화를 하면서 상대방을 건드리거나 욕하거나 기분 나쁘게 하지 않는 것도 비결이라면 비결이다. 상대방의 스트레스가 커지면 나의 스트레스도 덩달아 커진다. 내가 존경받고 싶은 만큼 상대방을 존중하라. 상대방을 무시하는 언동이나 폭언을 해서는 안 된다. 그런 것을 없애야 갈등이 생기지 않고 갈등이 없으면 스트레스도 없다. 만약 상대방이 화가 나 있으면 이야기도 들어 주고 달래 주려고 노력해야 한다. 혹시 상대방이 잘못한 부분이 있더라고 따지지 말고 좋은 말로 푸는 요령이 필요하다. 그렇게 상대방의 스트레스를 풀어 주면 나의 스트레스도 풀린다. 아내뿐만 아니라 자식들에게 똑같은 방법을 적용해 보라.

가정을 천국으로 만드는 방법은 서로를 존중하고 배려하고 상처가 되는 말을 하지 않는 것이다. 사회생활을 하다 보면 아무리 피하려고 해도 스트레스를 피할 수가 없다. 집에서라도 스트레스를 받지 않으면 다행이다. 그러니까 집을 천국으로 만들어라. 그것이 스트레스에 대처하는 가장 현명한 방법이다.

생활에 유머와 예술을 더하라

　│ 과거 군의관 시절에 들었던 로널드 레이건 미국 대통령의 유명한 일화가 있다. 그가 행사 도중 괴한의 총격을 받는 사건이 발생했다. 그는 나이가 많은 데다가 가슴 아래쪽에 총을 맞아 매우 위험한 상황이었다. 그러나 그런 가운데서도 그는 여유를 잃지 않았다. 자신을 수술하러 들어온 의료진들에게 "당신들이 모두 공화당원이었으면 좋겠다."고 농담하는가 하면 걱정을 하는 아내를 안심시키기 위해 "여보, 내가 고개를 숙이는 것을 깜빡했지 뭐요."라고 말했다고 했다.

　그 이야기를 들으며 일상 속 유머의 중요성을 다시 한 번 깨달았다. 유머는 각박한 일상에 숨통을 트이게 해주는 한 모금의 산소와 같은 존재다. 실제로 유머가 있는 사람들이 스트레스를 덜 받는다는 연구 조사도 있었다. 최근 들어 많은 기업들이 직원들의 스트레스 관리를 위해 '펀(fun) 경영', '유머 경영'을 앞 다투어 도입하는 배경도 이와 관련이 있다.

　여기에 하나 더, 생활에 예술을 더하라고 말하고 싶다. 예술은 인간의 영혼에 윤기를 더해 준다. 사람들이 작은 일에도 흥분하고 스트레스를 잘 받는 것은 그만큼 마음의 여유가 없기 때문이다. 부드러운 선율의 클래식 연주, 따뜻한 시 한 편, 정열적인 화가의 그림 등 저마다 취향에 맞는 예술 한 가지씩을 마음의 안식처로 불러들여 보자. 인생이 조금 더 풍요로워짐을 느끼게 될 것이다.

스스로 너무 많은 스트레스를 받고 있다고 판단되면 스트레스를 줄이기 위해 생활의 변화를 도모해야 한다. 구체적으로는 다음과 같은 방법을 권한다.

- 산책을 하거나 차를 타고 야외로 나가 숲이나 물가에서 시간을 보낸다.
- 일을 완수하는 데 시간을 더 부여한다.
- 좌절한 경우에는 자신에게 몸과 마음을 추스를 시간을 갖도록 한다.
- 약속이나 모임에 참석할 경우, 기다리는 동안 할 일을 준비하거나 가벼운 독서거리를 준비한다.
- 사회적인 사교 활동이나 친교를 적극적으로 유지한다.
- 자신이나 남에게 지나친 기대를 하지 않는다.
- 남의 이야기를 경청하여 다른 사람과 좋은 관계를 유지한다.
- 남에게 휘둘리지 말고 자신이 원하는 바를 항상 굳게 지킨다.
- 항상 긍정적으로 생각한다.
- 모든 일을 위기 상황까지 끌고 가지 않는다.
- 위기 상황에 빠지는 일을 줄이기 위해 일을 조직화한다.
- 스트레스를 줄이기 위해 커피, 담배, 술에 의존하지 않는다.
- 항상 충분한 휴식을 취한다.
- 취미 생활을 즐긴다.
- 운동을 꾸준히 한다.
- 긴장을 푸는 방법을 마련한다.

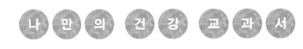

나만의 건강 교과서

당신이 잠든 사이
건강을 되살리는 법

How to Keep Your Heart Health

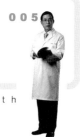

당신이 잠든 사이 건강이 살아난다

│ 골프 선수 박세리는 언젠가 텔레비전에서 "열심히 운동
하는 법은 배웠지만 제대로 쉬는 방법은 아무도 가르쳐 주지 않았다."
는 말을 해서 많은 사람들의 공감을 이끌어 냈다. 비단 그녀뿐만 아니
라 우리 사회에는 바쁘게 일을 하는 방법은 알아도 쉴 때 어떻게 쉬어
야 하는지 제대로 모르는 사람들이 너무 많다.

많은 현대인이 스트레스로 인한 수면 부족과 불면증에 시달린다.
이런 사람들은 대부분 잠을 제대로 잘 수 없게 만드는 환경 속에 처해
있는 경우가 대부분이다. 돈 문제, 업무 스트레스 등 걱정거리가 늘수
록 그런 증상은 더욱 심해진다.

하지만 그럴수록 잠을 잘 자야 한다. 우리가 잠을 자야 하는 이유는
하루 동안 쌓인 피로를 풀기 위함이다. 그런데 여기에는 육체 피로는

물론 정신 피로를 푸는 것 역시 포함되어 있다.

수면에는 렘수면(Rapid Eye Movement Sleep, REM)과 논렘수면(Non Rapid Eye Movement Sleep, NREM)이 있다. 대개 90분이 한 사이클인데 60분 동안은 깊은 잠에 빠진 상태인 논렘수면을 하면서 편안하게 뇌와 육체가 쉬고 나머지 30분 정도는 렘수면을 취한다.

렘수면 상태에서 꿈을 꾸게 되는데 바로 이 과정에서 낮 동안 생활하면서 있었던 스트레스를 풀게 된다. 화나고 속상했던 일이 꿈속에서 은유적인 내용으로 다시 한 번 반복되면서 상처받았던 마음이 치유되는 것이다.

또 어떻게 하면 좋을지 꽉 막혀 있던 문제가 전혀 상관없는 것처럼 보이는 꿈을 꾼 뒤에 갑자기 실마리가 잡히는 경우도 있다. 어떤 사람은 꿈을 많이 꿔서 잠을 푹 자지 못한다고 하는데, 사실은 그만큼 스트레스가 많다는 이야기니까 충분히 꿈을 꾸고 스트레스를 푸는 것이 좋다.

이러한 수면의 메커니즘 때문에 충분한 시간 동안 잠을 자는 것이 매우 중요하다. 적정 수면 시간은 사람마다 다른데, 스트레스가 많은 사람은 4사이클(여섯 시간) 이상 자는 것이 좋고 최소한 3사이클(네 시간 반) 정도는 자야 한다. 최소한의 수면을 못 취하면 스트레스를 못 풀어서 다음날 신경도 날카롭고 마음의 여유도 없어진다.

충분한 수면을 위해서는 우선 잠잘 시간을 확보해야 한다. 바쁜 와중에 늦게까지 술을 마시고 집에 돌아와서도 게임이나 텔레비전 시청으로 시간을 다 보내다 보면 정작 잠잘 시간이 부족하게 된다. 만약 잠을 자고 싶어도 잠이 오지 않는 불면증이 있다면 우선 불면증을 만드는 요인을 찾아서 제거하는 것이 가장 중요하다. 불면증이 심할 경우 무조건 수면제 등의 약물에 의존하기보다는 전문가와 상담을 하는 것이 좋다.

10분 동안의 짧은 휴식이 보약보다 낫다

　　짧은 시간이라도 휴식을 제대로 취하면 보약을 챙겨 먹는 것보다 우리 몸에 더 좋다. 휴식이라는 것은 말 그대로 편안한 자세로 아무 것도 안 하고 쉬는 것이다. 가장 좋은 자세는 편안하게 누워서 다리가 심장보다 약간 위로 가게 하는 것이다. 왜냐하면 혈액 순환을 하기 위해 심장이 박동을 하여 다리 아래까지 내려갔다가 돌아오는데, 너무 오래 서 있거나 의자에 앉아 있으면 내려갔다가 다시 올라오는 데 힘이 많이 든다. 이때 다리를 심장보다 약간 높은 위치로 들어 올리고 쉬면 혈액순환이 잘된다.

　직장에서도 틈틈이 책상 위로 다리를 올려 쉬면 좋다. 현명한 고용주라면 직원들이 잠깐씩 다리를 뻗고 앉아서 쉴 수 있는 긴 안락의자를 마련해 주도록 할 것이다. 길게도 아니다. 일하는 중간 중간 잠깐이면 된다. 그러면 오히려 작업 능률이 훨씬 오를 것이다.

　만약 앉아서 다리를 올리고 쉬기 힘든 상황이라면 가볍게 걸어 다니는 것도 좋다. 걸을 때 근육이 움직이면서 혈액을 짜 올려 주는 역할을 하기 때문이다. 우리가 장시간 비행기를 탈 때도 이코노미석에 앉을 경우에는 잠깐씩 일어나 걸어야 이코노미 클래스 증후군(economy class syndrome)*을 예방할 수 있다.

　또 하나 중요한 것은 낮에 일하고 생활하면서 가장 스트레스를 많이 받은 신체 부위인 눈과 귀를 쉬게 해주는 것이다. 가능하면 점심 후 잠깐 귀를 막고 눈에 안대를 하고 10분 정도 쉬는 것이 좋다. 잠깐이지만 피곤이 확 풀릴 것이다. 쉰다고 게임을 하거나 텔레비전을 보면 더 피곤해질 뿐이다. 그건 진짜 쉬는 게 아니다. 올바른 자세로 두세 시간마다 10분씩만 쉰다면 하루 열두 시간씩 일하는 강행군 속에서도 전혀 피곤을 느끼지 않고 일의 능률을 올릴 수 있을 것이다.

건강 상식 이 코 노 미 클 래 스 증 후 군

장시간 의자에 앉을 때 하체에 혈액이 제대로 통하지 않아 혈전이 생겨 저리거나 심하면 사망하는 현상.

• • •

명랑한 기분으로 생활하는 것이 육체와 정신을 위한 가장 좋은 건강법이다.
값비싼 보약보다 명랑한 기분은 언제나 변하지 않는 약효를 지니고 있다.

– C. 샌드버그

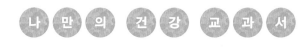

나만의 건강 교과서

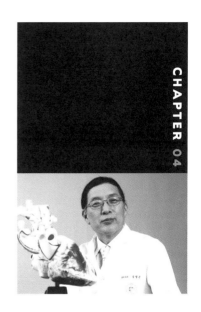

병에 걸렸다면 더욱
생활 습관에 신경 써라

How to Keep Your Heart Health

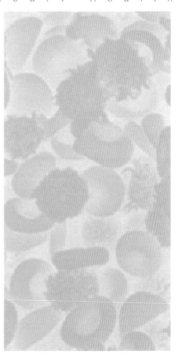

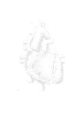

나를 알고
병을 알자

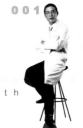

How to Keep Your Heart Health

잘못된 건강 정보에 현혹되지 마라

　　요즘 많은 사람이 건강에 대해 깊은 관심을 가지고 있다. 그런 사람들의 관심에 호응하기라도 하듯 신문과 방송, 인터넷 매체에는 수많은 건강 관련 정보가 올라온다. 한마디로 우리가 원하기만 하면 언제든지 필요한 건강 정보를 손쉽게 구해 볼 수 있다. 문제는 지나치게 많은 건강 정보들이 제대로 검증되지 않은 채, 또는 왜곡된 채 무분별하게 유통되고 있다는 것이다.

　매스컴이 제공하는 건강 정보들이 왜곡되어 오히려 국민 건강에 피해를 주는 경우도 적지 않다. 유명한 코미디언이 지나친 체중 감량 때문에 사망한 사고나 심심찮게 보도되는 다이어트 약물에 의한 사고, 그리고 운동 과다에 따른 사고 등은 대표적인 예다.

　사람들은 체중을 줄이는 것이 좋다고 하면 그것 하나만 생각한다.

체중도 건강을 생각하면서 조절해야 하는데 무조건 많이 빨리 줄이면 좋은 줄 안다. 체중 조절을 제대로 하기 위해서는 자신의 비만 유형은 물론이고 자신에게 맞는 적당한 운동 방법과 운동량 등이 모두 고려되어야 한다. 이를 무시하고 그냥 무턱대고 지나치게 운동을 하다 보면 심장에 무리가 가서 돌연사할 가능성이 생긴다.

이게 다 여기저기서 체중 감량이 좋다는 얘기만 했지 건강을 해치지 않고 체중을 줄이는 방법에 대해서는 정확하게 알려 주지 않았기 때문이다. 알려 주더라도 그에 따른 단점이나 유의사항을 반드시 함께 알려 줘야 하는데 대부분의 경우에 그렇지 못한 것이 사실이다.

또 인터넷 등을 통해 정보들이 유통되는 과정에서 잘못 알려지거나 왜곡되는 경우도 종종 있다. 이러한 잘못된 정보만 철석같이 믿고 무분별하게 따라하다가 건강을 지키기는커녕 오히려 건강을 해치게 되는 경우가 허다하다.

텔레비전의 어느 건강 프로그램에서는 어떤 음식이 어떤 병에 좋다면서 특정 음식물을 잔뜩 쌓아 놓고 시청자를 현혹하는 광경을 자주 보여 주고 있다. 그리고 방송이 나간 다음날 대형 마트에 가보면 아예 그 음식물을 파는 코너가 따로 마련되어 소비자를 유혹하기까지 한다. 그러면 사람들은 당장 그 음식물을 꼭 먹어야 할 것 같은 압박을 느끼고 적당한 섭취량과 방법을 무시한 채 마구 먹어대기 일쑤다.

과장되고 단편적인 지식만 가지고 특정 식품을 마구 먹다 보면 과잉 섭취가 되어 오히려 몸에 좋지 않은 영향을 미칠 수 있다. 예를 들어 비타민 A나 B가 좋으니 비타민 A나 B가 많이 들어 있는 음식이나 영양제를 먹으라는 소리를 많이 하는데 이런 것들도 지나치게 많이 먹으면 여러 가지 부작용이 나타나게 된다.

따라서 이런 정보를 줄 때는 위험성이나 유의점을 함께 알려야 하고 특히 음식물의 경우는 적정한 하루 섭취량을 정확하게 알려야 한다. 그럼에도 불구하고 불분명하고 부정확한 정보를 아무 거리낌 없이 제공하는 것은 큰 문제가 아닐 수 없다.

이제는 누군가 나서서 잘못된 정보를 바로잡고 정확한 정보를 제공해야 한다. 정확한 정보는 만병을 다스리는 예방의 첫 단계이기 때문이다.

다 안다는 자만심이 화를 부른다

잘못된 건강 정보가 공공연히 떠돌아다니는 것도 문제지만 그것을 받아들이는 입장에서도 신중하고 현명한 선택을 할 필요가 있다. 좋은 점만 보고 무조건 따를 것이 아니라 주의할 점을 반드시 점검하여 자신에게 도움이 되는 방향으로 따라야 한다.

그런데 요즘 환자들을 보면 의사보다 건강 상식을 더 많이 알고 있는 듯이 말을 해서 당황스러운 경우가 종종 있다. 문제는 그 중에 잘못된 상식도 많다는 것이다.

"선생님, 심장병에는 녹색 채소가 안 좋은 거 맞죠? 그래서 저는 녹색 채소는 절대로 안 먹습니다."

한번은 어느 환자가 불쑥 이런 말을 꺼냈다. 순간 나는 크게 놀라지 않을 수 없었다. 녹색 채소를 먹지 않다니 이게 무슨 큰일 날 소리란 말인가.

"아니 그게 무슨 말씀입니까? 녹색 채소는 우리 몸에 필요한 영양

분과 식이섬유가 많은 식품이니까 꼭 드셔야 합니다."

그러자 환자는 다 알아보고 왔는데 무슨 소리냐는 듯이 의심의 눈초리로 나를 쳐다보았다. 참으로 난감한 순간이었다. 차근차근 이야기를 나눠 보니 환자가 오해를 하고 있었다.

보통 심장판막증으로 인공 판막을 이식받은 환자들의 경우 혈액 응고를 막기 위해 '와파린'이라는 약을 계속 먹어야 하는데, 이런 경우 녹색 채소를 많이 먹어 비타민 K가 과잉 섭취되면 와파린의 약효를 떨어뜨려 위험할 수 있다. 그래서 이런 경우에는 녹색 채소의 섭취를 어느 정도 제한해야 한다. 그런데 이런 이야기를 어디서 듣고 녹색 채소가 모든 심장병 환자에게 좋지 않은 것으로 오해한 것이다.

이런 오해는 한두 가지가 아니다. 또 어떤 사람은 식물성 기름은 무조건 좋은 줄 알고 참기름이나 올리브유를 마치 건강식품이라도 되는 듯이 과잉 섭취하고 심지어 주변 사람들에게까지 식물성 기름이 몸에 좋다고 마구 권하는 경우도 봤다.

이것이야말로 잘못되어도 한참 잘못된 것이다. 식물성 기름이 동물성 기름에 비해 덜 나쁘다는 것뿐이지 식물성 기름도 과잉 섭취하면 동물성 기름과 마찬가지로 우리 몸에 나쁜 영향을 미친다. 그야말로 큰 도둑 잡으려다 작은 도둑을 키우는 격이다.

오해에서 비롯된 잘못된 상식을 가지고 자신이 모든 것을 알고 있는 듯이 의사의 충고도 무시해서는 안 된다. 이렇듯 쉽고 편하게 접하는 건강 정보 하나가 우리 몸을 살릴 수도 있고 죽일 수도 있다면 좀 더 신중해야 하지 않을까 생각한다.

무슨 일이든 원인을 알면 근본 대책을 세우기가 좀 더 쉬워진다. 건강도 마찬가지다. 평균 수명을 늘리고 효과적으로 건강을 관리하기 위해서는 우리나라 사람들을 사망에 이르게 하는 주요 원인들을 알고 분석하는 일이 반드시 필요하다. 이러한 분석을 통해 얻어진 정확한 정보를 바탕으로 내 몸을 이해하고 건강을 위한 작은 실천을 지금부터 시작한다면 누구나 건강한 삶을 살 수 있을 것이다.

옛말에 '나를 알고 적을 알면 백전백승'이라고 했다. 이제는 이 말을 이렇게 바꾸자. '나를 알고 병을 알면 백세장수'라고 말이다.

● ● ●

어떤 병이든 그것을 숨기는 사람에게 치유를 기대하기란 어렵다.

— 에디오피아 속담

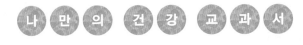

나만의 건강 교과서

고혈압,
약물 없이 치료할 수 있다

How to Keep Your Heart Health

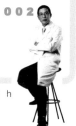

한국인을 괴롭히는 대표적인 만성 질환, 고혈압

'고혈압은 소리 없는 살인자'라는 말이 있다. 특별한 증상이 없기 때문에 고혈압인 줄도 모르고 있다가 갑자기 뇌졸중이나 대동맥 파열 등의 치명적인 문제가 발생한 후에야 고혈압을 알게 되는 경우가 많아서 나온 말이다. 현재 우리나라 성인 네 명 중에 한 명이 고혈압인 것으로 알려져 있다. 고혈압은 글자 그대로 혈압이 높다는 뜻이다. 심장은 혈액을 소동맥(대동맥에서 각 기관으로 갈려 나간 가느다란 동맥), 모세혈관, 정맥의 넓은 네트워크를 통해 온몸에 순환시킨다. 혈액이 혈관을 통해 움직이기 위해서는 힘이 가해져야 하는데 이때 동맥벽에 가해지는 힘이 바로 혈압이다.

혈압은 소동맥의 수축과 이완에 의해 결정된다. 이 소동맥이 지나치게 수축하거나 작아지면 고혈압이 되고, 심장은 좁아진 공간을 통해 혈액을 내보내야 하므로 더욱 심하게 박동을 해야 한다. 따라서 고혈압은 심장과 혈관 질환의 가장 흔한 위험 요인이 된다. 특히 뇌졸중의 중요한 원인이며, 심장 발작과 심부전*의 주요 원인이다.

고혈압이 건강에 심각하고 치명적인 위해를 미치는 것은 다음과 같은 질병 및 증상을 불러오기 때문이다. 이를 흔히 고혈압 합병증이라고 부르는데, 평소에 혈압 관리를 잘하면 예방할 수 있다.

건강 상식• 심 부 전 ───────────────────────

심장의 박동 기능이 약해져 혈액을 충분히 내보내지 못하는 상태.

동맥경화증(동맥이 굳어짐)

동맥의 중간 부분은 근육질로 구성되어 있어서 심장이 혈액을 뿜어낼 때마다 대동맥을 비롯한 동맥의 직경이 탄력적으로 늘었다 줄었다 한다. 고혈압 환자는 동맥의 근육층이 점점 두꺼워지고, 탄력성이 줄어들며 직경은 좁아지게 된다. 이를 동맥경화증이라 하며 심한 경우 심장이나 뇌로 가는 동맥이 부분적으로, 또는 완전히 막히게 되어 심장 발작이나 뇌졸중이 발생하게 된다.

심장비대증

고혈압은 심장의 부담을 증가시켜 심장을 비대하게 만든다. 이는 팔이나 다리 운동을 많이 하면 근육이 굵어지는 것과 같은 이치다. 이렇게 비대해진 심장은 혈액의 흐름을 충분히 유지할 수 없으므로 심박출량(심장이 한 번 수축할 때마다 뿜어내는 혈액의 양)이 줄어든다. 이런 결과로 환자는 기력이 떨어지고 쉽게 피로감을 느끼며 육체적인 활동에 제한을 받다가 결국 심부전에 빠지게 된다.

신장 손상

고혈압이 지속되면 콩팥이 손상을 받는다. 투석 치료를 받는 환자 네 명 중 한 명은 고혈압이 신장 손상의 원인이 된 경우다.

눈의 손상

당뇨병 환자가 고혈압이 있는 경우에는 모세혈관의 손상과 출혈에 의해 실명할 수도 있다.

고혈압, 생활 습관 교정으로 잡는다

고혈압은 다행스럽게도 조절이 가능하다. 고혈압이라고 하면 약물 치료가 먼저 떠오르지만 실제로는 스트레스의 관리, 금연, 저염식, 저지방식, 음주 절제, 운동과 같은 행동 양식의 변화와 습관의 교정이 고혈압 치료에 가장 중요하다.

"혈압이 높으시네요. 음식 조절을 해야겠습니다."

"선생님, 그냥 혈압 약 처방해 주시면 안 될까요?"

환자와 의사가 이렇게 대화하는 모습을 진료실에서 흔히 볼 수 있다. 많은 고혈압 환자들이 약물을 선호하는 경향이 있지만 의사들은 환자들에게 행동과 습관을 교정하라고 조언한다. 그런데 대부분의 환자들은 이런 조언에는 귀를 기울이지 않고 무턱대고 좋은 약을 달라고 조른다. 하지만 약물 투약보다 먼저 행동과 습관을 교정하는 비약물적인 방법이 선행되어야 한다. 비약물적인 방법이 치료 효과도 근본적이며 탁월하기 때문이다.

물론 심한 고혈압의 경우에는 즉시 약물 치료가 필요하기도 하지만 경증이나 중등도의 고혈압인 경우에는 50% 정도의 환자가 습관이나 행동을 변화시키는 것만으로도 3~6개월 후에 혈압이 130/90 이하로 떨어진다. 그리고 이런 환자는 평생 약물 복용 없이 지낼 수 있다.

철저한 노력에도 불구하고 혈압이 계속 130/90을 넘는 경우에는 약물 요법이 필요하지만, 이런 환자도 비약물적인 방법인 행동과 습관의 교정을 통해서 투여해야 할 약물의 양을 최소화할 수 있다.

TIP. 고 혈 압 예 방 을 위 한 조 언

● **정상 체중을 유지한다**
정상 체중은 자신의 나이, 성별, 키나 골격 등에 따라 다르므로, 무조건 줄이는 것만이 능사가 아니라 자신의 정상 체중을 알고 항상 그 수준을 유지하는 것이 중요하다.

● **유산소 운동을 1회에 30분 이상 1주일에 적어도 4회 이상 한다**
빨리 걷기, 조깅 등의 유산소 운동을 1회에 30분 이상 1주일에 적어도 4회 이상 하는 것이 가장 좋다. 만약 이를 지킬 수 없다면 생활 속에서 운동량을 늘리는 방법도 있다. 예를 들어 엘리베이터 대신 계단을 이용하거나 버스로 이동할 때 목적지보다 한두 정거장 먼저 내려서 걷는다. 승용차를 이용할 때는 목적지에서 좀 떨어진 곳에 주차하여 잠시라도 걷도록 한다.

● **저염식을 실천하라**
평소에 먹는 소금의 양을 줄이면 고혈압을 예방하는 데 도움이 된다. 국을 끓일 때 뜨거운 상태에서 간을 맞추면 짠맛이 덜 느껴지기 때문에 소금을 많이 넣게 된다. 그러므로 조금 싱겁게 간을 맞춰야 짜지 않고 적당하도록 간을 맞출 수 있다. 또한 소금 대신 마늘이나 고춧가루 등으로 맛을 내면 소금의 양을 줄일 수 있다. 이밖에 가공식품은 표시된 영양 성분을 확인하여 소금(나트륨)의 함량이 없거나 낮은 것을 선택한다.

● ● ●

행복의 90%는 오직 건강에 달려있다. 따라서 수입, 지식, 명예, 승진 등
다른 것을 위해 건강을 희생하는 것은 가장 바보스러운 짓이다.
이 모든 것은 항상 건강 뒤에 놓여야 한다.

– 쇼펜하우어

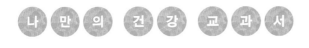

나만의 건강 교과서

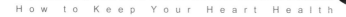

당뇨병, 확실히 알고 대처하자

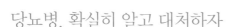

│ 우리나라의 당뇨병 발병률은 전체 인구의 10%인 약 500만 명에 이르는 것으로 추산된다. 그러나 그중 적절한 치료를 받는 사람은 10%선인 50만 명에 그치고 있어 안타깝다.

당뇨병은 의학 용어로 다이아베테스 멜리투스(diabetes mellitus)라고 하는데, 라틴어에서 유래했다. 다이아베테스는 '높은 곳에서 낮은 곳으로 물을 흘려보내는 관'인 사이펀(siphon)을 일컫는 말이고, 이는 당뇨병 증상의 하나로서 소변이 비정상적으로 많아지는 다뇨(多尿)를 뜻한다. 멜리투스는 '달다'는 뜻이다. 따라서 이 둘을 종합하면 '단맛이 나는 많은 양의 오줌'이란 뜻이다.

당뇨병은 사망 원인 7위의 위험한 질환이며, 당뇨병의 합병증으로 발생한 심혈관 질환의 사망 원인을 포함하면 1위를 차지한다. 당뇨병은 일찍 발견하여 잘 관리하면 큰 부작용 없이 정상 수명을 누릴 수 있지만, 방치하면 심장, 신장, 눈이나 혈관에 치명적인 합병증을 일으키게 된다. 따라서 당뇨병도 다른 질병처럼 조기 발견과 적극적인 치료가 반드시 필요하다.

당뇨병은 췌장에서 인슐린이라는 호르몬을 충분히 분비하지 못하거나, 우리 몸이 인슐린을 적절하게 이용하는 능력에 이상이 생기면 발생한다. 인슐린은 혈액 속에 있는 포도당이 세포 속으로 들어가게 함으로써 혈당(포도당)의 양을 조절한다. 그런데 이 인슐린이 부족하면 세포는 포도당을 사용할 수 없게 되고, 그로 인해 혈당은 오르지만 세포는 영양 부족으로 파괴된다. 그야말로 영양의 바다에서 세포는 굶어 죽는 꼴이다.

지나치게 오른 혈당은 삼투압을 증가시켜 심각한 문제를 일으키기 때문에, 우리 몸은 소변으로 포도당을 내보내게 된다. 그래서 당뇨병에 걸리면 소변의 양이 늘고 소변을 보는 횟수도 늘어난다. 또한 갈증이 나고 식욕은 왕성하나 체중은 감소하게 되며 심한 피로감이 찾아온다. 그러다 당뇨병이 어느 정도 진행되면 시력의 이상, 손발이 저리거나 찌릿한 증상을 비롯한 감각의 이상과 감염된 상처가 잘 낫지 않는 등의 증상이 나타난다.

당뇨병에는 분명한 유전적인 소인이 있음이 밝혀졌다. 특수한 지방은 인슐린의 포도당에 대한 효과를 방해하는 것으로 밝혀졌으며, 따라서 비만한 사람이 당뇨병에 걸릴 위험이 훨씬 높다. 췌장에 손상을 주는 모든 약물이나 질환은 당뇨병의 원인이 되지만, 특히 홍역이나 유행성 이하선염을 앓은 후에 당뇨병이 발병하는 경우가 있다. 많은 사람들이 잘못 알고 있듯이 단지 단것을 많이 먹는다고 해서 당뇨병이 발생하지는 않는다. 여성이 남성보다 발병률이 높으며, 나이를 먹음에 따라 발병의 가능성이 증가하는 경향이 있다.

그런데 당뇨병이 무서운 이유는 당뇨병의 초기 증상이 심각하지 않기 때문에 많은 사람들이 잘 느끼지 못한다는 데 있다. 초기라 해도 혈관에 치명적인 병변˙을 남길 수 있으므로 가볍게 보아서는 안 되며, 특히 심장, 혈관, 눈, 콩팥과 신경 조직에 상당한 후유증을 남길 수 있다.

당뇨병에 걸리면 협심증이나 뇌졸중에 걸릴 위험이 상당히 높아지는데, 더 큰 문제는 당뇨병 환자에게서 협심증이 발병해도 흉통(가슴통증)과 같은 증상이 없는 경우가 많아서 발견이 늦어진다는 것이다. 또한 당뇨병은 발의 혈액 순환을 감소시키고 통증 감각을 무디게 하여, 발가락의 손상이 진행된 상태에서 발견되는 경우도 종종 있다. 특히 혈액 순환이 나쁜 노인의 경우에 이런 예가 많다.

그러나 당뇨병은 일찍 발견하여 적절히 관리한다면 그리 두려운 대상은 아니다. 당뇨병 관리의 가장 중요한 3요소는 조기 발견, 심장 건강 생활 습관 확립(여기에는 적절한 식이 요법, 운동과 스트레스의 관리가 포함된다), 적절한 약물 요법이다. 당뇨병은 만성 질환이므로 완치되지는 않지만 적절히 치료하면 잘 관리될 수 있다.

건강 상식˙ 병 변　

병이 원인이 되어 일어나는 생체의 변화

당뇨병은 인슐린 의존형(제1형)과 인슐린 비의존형(제2형)의 두 가지로 나눈다. 최근에는 중간형도 발견되어 세 가지로 나누기도 한다.

● **인슐린 의존형(제1형) 당뇨병** : 소아당뇨병이라고도 하며 보통 30세 이전에 발병한다. 이는 췌장에서 인슐린을 만드는 세포의 이상으로 발생하며, 적절한 인슐린을 투여하지 않으면 혼수 상태에 빠지거나 심부전이 발생하게 된다.

● **인슐린 비의존형(제2형) 당뇨병** : 성인당뇨병이라고도 하며, 보통 40세 이후에 발병한다. 이는 췌장에서 생산된 인슐린의 양이 부족하지는 않으나 인슐린에 대한 저항성 때문에 당뇨병이 발생하며, 비만이 중요한 원인이 된다. 인슐린 비의존형(제2형) 당뇨병 환자의 약 75%는 과체중이다. 인슐린 비의존형(제2형) 당뇨병의 하나로 임신성 당뇨병이 있는데, 임신 중에만 혈당이 증가했다가 출산 후에는 정상으로 돌아온다. 이런 환자는 후에 인슐린 비의존형(제2형) 당뇨병이 발병할 가능성이 높은 것으로 알려져 있다.

환자 자신의 의지가 수명을 바꾼다

많은 사람들이 당뇨병으로 판정을 받으면 당황하고 너무 걱정하는 경우가 많다. 그러나 건강을 위해 무엇을 할 것인가를 알고 차분하게 실천한다면, 오히려 병이 없다고 생각하고 몸을 혹사하는 사람보다 더 건강하게 장수하는 경우가 많다. 당뇨병은 환자 자신이 관리해야 할 책임이 좀 더 늘었을 뿐이지 관리만 잘하면 그리 두려운 대상은 아니다. 그리고 만약 이런 생활 요법만으로 조절이 안 될 때는 약물 요법을 함께 쓰는 것이 좋으며, 이때는 반드시 믿을 만한 전문의를 찾아 필요한 경우 수시로 상담하는 것이 중요하다.

● **조기 발견하고 조기 대처하라**

대부분의 사람들은 당뇨병의 초기 증상을 잘 느끼지 못한다. 당뇨병의 조기 발견을 위한 가장 현명한 방법은 공복 시 혈당을 주기적으로 측정하는 것이다. 특히 당뇨병의 가족력이 있거나 의심할 만한 증상이 있다면 검사를 자주 받을 필요가 있다. 만약 당뇨병이 안 나타났다 하더라도 당뇨병에 대한 가족력이 명백하다면, 중년 이후에는 심장 건강을 위한 생활 습관을 유지하는 것이 당뇨병 발병을 막고 건강을 유지하는 데 도움이 된다.

● **심장 건강 생활 습관을 확립하라**

당뇨병의 경우 식이 요법이 중요하다. 일반적으로 당뇨병 환자는 포도당과 같은 단당류와 지방의 섭취를 줄여야 한다. 필요한 총열량 중에서 50~60%의 열량은 밥, 빵, 과일, 야채 등의 복합 탄수화물에서 섭취하고, 20% 이하를 단백질에서 섭취한다. 지방은 30% 이하로 섭취하는 것이 좋다. 특히 지방 섭취를 줄이는 것이 중요한데, 혈액 내 지방이 증가하면 인슐린의 저항성을 증가시킬 위험이 높기 때문이다.

당뇨병 환자는 포도당과 같은 단당류를 제대로 처리하기 어렵기 때문에 가급적이면 섭취를 줄이는 것이 현명하다. 이런 단당류에는 정제된 음식인 설탕, 시럽이나 사탕, 쿠키, 탄산음료 등이 있다. 상당한 양의 물을 마시는 것이 당뇨병 관리에 도움이 되는데 하루에 8잔 이상의 물을 마시는 것이 좋다. 또한 당뇨병 환자는 비타민 B1, B6, B12, 마그네슘과 미네랄 등이 부족한 경우가 많은데, 통밀빵, 콩, 완두콩, 시리얼 등에 비타민 B1, B6, 마그네슘과 미네랄이 풍부하며, 육류나 계란, 우유 등에 비타민 B6, B12 등이 풍부하므로 이런 음식을 권하고 싶다.

〈표 1〉 당뇨에 좋은 식품과 나쁜 식품

당뇨에 좋은 식품	당뇨에 나쁜 식품
곡식류 – 현미, 좁쌀, 통보리, 통밀, 콩, 수수, 옥수수, 팥, 녹두, 율무 등	**인스턴트 식품류** – 버터, 치즈, 햄, 소시지, 통조림, 라면, 빵, 햄버거, 핫도그, 토스트, 피자, 사이다, 콜라, 초콜릿, 비스킷, 과자, 사탕, 빙과류, 케첩, 마요네즈, 소스류, 커피, 합성 조미료, 백설탕, 맛소금 등
채소류 – 달래, 쑥, 씀바귀, 냉이, 두릅나물, 취나물, 죽순, 상추, 깻잎, 양배추, 쑥갓, 시금치, 파, 부추, 미나리, 케일, 브로콜리, 치커리, 호박, 토마토, 고추, 오이, 가지, 감자, 마늘, 양파, 더덕, 도라지, 우엉, 당근, 무, 연근 등	**동물성 육류** – 소고기, 돼지고기, 닭고기, 개고기, 우유, 계란 등
버섯류 – 송이버섯, 표고버섯, 느타리버섯, 팽이버섯, 능이버섯 등	**튀김류** – 도너츠, 동그랑땡, 돈가스, 통닭, 새우튀김, 생선튀김 등
해조류 – 다시마, 김, 미역, 해파리 등	**기타** – 짜고 매운 자극성 음식, 소금에 절인 식품 등

과일류
– 거의 모든 과일(단, 당분이 있으므로 한꺼
  번에 많이 먹지 말 것)

견과류
– 잣, 호두, 호박씨, 해바라기씨, 땅콩, 참깨,
  들깨 등 각종 씨앗류

기타
– 된장, 고추장, 김치 등의 발효식품, 콩나
  물, 두부, 우거지 등

● **운동을 꾸준히 하라**
운동은 당뇨병 환자에게 크게 두 가지 측면에서 도움이 된다. 첫째, 운동은 혈액 순환이 감소한 당뇨병 환자의 손과 발의 혈액 순환을 증가시키므로 합병증을 감소시킨다. 둘째, 운동은 세포가 인슐린에 더욱 민감하게 반응하도록 함으로써 보다 많은 당이 혈액에서 세포로 들어가게 만들어 혈당을 감소시킨다.

● **스트레스를 관리하라**
스트레스에 대한 정상적인 반응은 혈당과 혈압의 상승인데, 당뇨병 환자에게 있어 혈당과 혈압의 상승은 당뇨병 합병증 발생의 원인이 된다. 지속적으로 운동하고 스트레스를 관리하는 것이 혈압 조절과 혈당 조절에 효과적이며 매우 중요하다.

● ● ●

건강과 다식(多食)은 동행하지 않는다.

- 포르투갈 속담

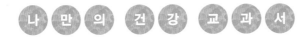

비만,
건강한 체중 관리법부터 배워라

004

How to Keep Your Heart Health

정상 체중에 대한 정확한 이해부터 하자

　적절한 체중은 건강, 특히 심장 건강에 분명히 중요한 요소다. 적정 체중보다 30% 이상 체중이 증가한 경우를 비만이라고 정의하는데, 비만은 심장 혈관 이상, 고혈압, 뇌졸중, 당뇨병, 특정 암을 비롯한 여러 가지 질병과 관련이 있다.

그러나 비만이나 과체중의 문제에 접근하기 전에 정상적인 체중에 대해 먼저 알아볼 필요가 있다. 국내의 어느 건강검진센터에서 나온 통계를 보면 한국인 성인의 30%가 과체중이며, 20%가 비만이라는 보고가 있다. 그런데 여기서 한 가지 의문이 든다. 도대체 과체중 또는 비만이라고 할 수 있는 기준 체중이 얼마란 말인가? 역시 근거가 분명하지 않다.

'이상적인 체중은 과연 얼마일까?'

이 문제의 답은 생각처럼 그리 간단하지 않다. 기존에 많이 알려진 방법 중에는 키(cm)에서 남녀 성별에 따라 100 또는 110을 빼서 0.9를 곱하는 방식 등이 있는데, 이는 단순히 키를 기준으로 하여 표준 체중을 계산하는 방법으로 각 개인의 골격의 크기나 지방의 분포 등에 대한 고려가 전혀 없다. 특히 키가 작은 사람에게는 맞지 않는 방법이다.

이른바 '표준 체중'은 우리 몸에서 지방을 뺀 최저 수준의 체중을 결정하려는 연구에서 시작되었지만 실제의 적정 체중과는 상당한 차이가 있을 수밖에 없다. 문제는 요즘 많은 여성들이 이렇게 근거가 빈약한 기준을 적용하여 실제로는 정상적인 체중의 여성들이 스스로를 비만이라고 생각하고 지나친 체중 감량을 시도하고 있다는 점이다. 또한 약물을 남용하거나 다이어트를 무리하게 하여 몸에 여러 가지 부작용이 나타난 뒤에 병원을 방문하는 경우도 적지 않다.

"제가 아무래도 비만인 것 같죠? 비만이면 보기에도 안 좋지만 심장에도 무리가 가고 아무튼 건강에도 무지 안 좋잖아요. 그래서 열심히 다이어트 중이에요. 그런데 안 먹고 빼려니까 너무 힘드네요. 에휴!"

이렇게 말하는 여성 중에는 시중에 떠도는 계산법으로는 비만으로 평가되지만 나의 평가 기준으로 볼 때는 정상적인 체중으로 판단되는 경우가 의외로 많다. 여성들 사이에서는 마른 체형을 선호하는 경향이 있는데 지나치게 마른 체형을 가진 사람이 건강한 것은 아니며 장수하는 것은 더더욱 아니다.

표준 체중의 새로운 기준을 찾자

　건강한 사람의 적정 체중 범위는 성별, 키, 골격과 그 외에 여러 요소에 따라 달라지므로 단순히 키만을 근거로 표준 체중을 결정하는 것은 근거가 빈약하다. 그래서 송명근 심혈관외과 클리닉에서는 개개인의 성별, 키, 골격을 고려하여 일단 적정 체중 범위를 결정하고, 체중에서 차지하는 지방의 비율과 지방의 분포 부위, 그리고 개인의 병력이나 고혈압과 같은 질병의 가족력 등을 종합적으로 고려하여 각 개인에게 맞는 표준 체중을 최종적으로 결정하고 있다.

적정 체중 범위를 결정하는 데 제일 먼저 고려해야 하는 것은 골격의 크기다. 앞서 말한 바와 같이 키가 작은 사람이라도 골격이 크고 굵은 사람도 있고, 키가 큰 사람 중에 골격이 작고 가냘픈 사람도 있다. 이런 명백한 차이를 배제하고 오직 키를 기준으로 표준 체중을 결정하는 경우에는 오류가 나올 수밖에 없다.

〈그림 2〉는 골격의 크기를 알아내는 가장 쉬운 방법 한 가지를 소개한 것이다. 먼저 왼쪽 엄지와 가운데 손가락으로 오른쪽 손목을 감싸고 힘을 주어 두 손가락이 서로 접근하도록 한다. 이때 두 손가락이

〈그림 2〉 골격 크기 알아내는 방법

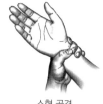 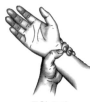 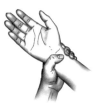

소형 골격　　　　　　　중형 골격　　　　　　　대형 골격

겹치면 소형의 골격, 간신히 맞닿으면 중형의 골격, 서로 닿지 않으면 대형의 골격을 가졌다고 말할 수 있다. 팔목 뼈는 우리 몸의 뼈대의 크기를 대변할 수 있기 때문에 팔목 뼈의 크기에 따라 우리 몸의 골격을 소, 중, 대로 나눌 수 있다.

〈표 2〉는 성인의 적정 체중 범위를 성별, 키와 골격의 소, 중, 대에

〈표 2〉 성인의 적정 체중 범위

키(cm)	남자 적정 체중 범위(kg)			여자 적정 체중 범위(kg)		
	소형 골격	중형 골격	대형 골격	소형 골격	중형 골격	대형 골격
145~146				46~50	49~54	53~59
147~149				46~51	50~55	54~60
150~151				47~52	51~57	55~62
152~154				48~53	52~58	56~63
155~156	58~60	59~63	62~68	49~54	53~59	58~64
157~158	59~61	60~64	63~69	50~56	54~61	59~66
159~160	59~62	61~65	64~67	51~57	56~62	60~68
161~163	60~63	62~67	65~72	53~59	57~63	62~70
164~166	61~64	63~68	66~74	54~60	59~65	63~72
167~168	62~65	64~69	67~76	55~61	60~66	64~73
169~171	63~67	65~71	68~77	57~63	61~68	66~75
172~173	64~68	67~72	70~79	58~64	63~69	67~77
174~176	65~69	68~73	71~81	59~65	64~70	68~78
177~178	66~71	69~75	72~83	61~67	65~72	70~79
179~181	67~72	71~77	74~85	62~68	67~73	71~81
182~183	68~74	72~78	76~86	63~69	68~74	72~82
184~186	70~76	74~80	77~89	65~71	69~76	74~83
187~188	71~77	75~82	79~91	66~72	71~77	75~85
189~191	73~79	77~84	81~93			
192~194	75~81	79~86	84~95			
195~196	76~82	81~88	86~98			

(기준－성별, 키 골격)

따라 표시한 것이다. 미국 생명보험협회의 자문의사들이 발표한 〈25~59세의 사람들 중에서 성별, 키, 골격을 기준으로 가장 사망률이 낮은 군에 속하는 사람들의 체중에 대한 최근 자료〉를 이용한 것이므로 참고하길 바란다. 성별, 키, 골격을 모두 고려한 통계 자료이므로 동서양에 관계없이 기존의 과학 자료 중에서 표준 체중을 산정하는 기준으로는 가장 현실적인 대안이라고 생각된다.

물론 여기에 표기한 적정 체중 범위는 성별, 키, 골격만을 고려하여 만든 권장 체중이며 개개인의 근육과 지방의 균형을 고려한 이상적인 표준 체중은 아니다. 그러나 체중이 적정 범위에 속한다면 우선 안심해도 된다. 만약 체중이 이 범위를 벗어나고 과체중의 의심이 간다면 여기에 몇 가지 검사를 추가하면 체중에서 지방이 차지하는 비율이 적정한가를 알 수 있다.

체중에서 지방이 차지하는 비율은 의료 장비를 이용하면 비교적 정확하게 알아낼 수 있으며 대부분의 건강 검진 센터에서는 이미 이런 장비를 도입하여 사용하고 있다. 그러나 이런 검사는 비용이 들고 검진 센터를 방문하는 시간이 필요하다. 그리고 체중에서 지방이 차지하는 정확한 비율은 심장의 건강을 판단하는 데 그리 중요하지 않다.

오히려 여기에 기록된 적정 체중 범위와 집에서 해볼 수 있는 단순한 몇 가지 검사를 추가하면 과체중이 지방에 의한 것인지 발달된 근육에 의한 것인지 스스로 충분히 파악할 수 있다. 만약 근육에 의한 경우라면 크게 문제될 것이 없고 잉여 지방에 의한 경우라면 다소 줄이는 것이 현명하다.

내 몸의 체형은?

● 옆구리 살 집기

지나치게 많은 지방을 갖고 있는가를 판단하는 간단한 기준은 다음과 같다. 똑바로 선 상태에서 오른손 엄지와 검지를 이용하여 옆구리의 피부를 집어서 포개진 주름이 3cm를 넘으면 지방이 너무 많다고 판단할 수 있다. 이런 경우에는 체중을 줄이는 노력이 필요하다.

● 몸 흔들기 검사

팬티만 입고 전신 거울 앞에 서서 가볍게 몸을 흔들어서 출렁거리는 부분이 있다면 그것은 잉여 지방이다. 이런 잉여 지방이 있다면 역시 체중을 줄이는 노력을 해야 한다.

● 몸의 체형 : 사과형과 조롱박형의 결정

대부분 남성들은 잉여 지방을 복부에 보관하고 있는 사과형의 체형이고, 여성들은 잉여 지방을 엉덩이와 넓적다리에 보관하는 조롱박형이다. 사과형의 비만은 남성이나 여성 모두에게 심장병의 중요한 위험 인자다.

자신의 체형을 알아보기 위해서는 먼저 똑바로 선 자세에서 줄자로 배꼽을 포함하는 허리둘레를 측정한다. 다음은 엉덩이 부분에서 가장 넓은 곳의 둘레를 측정한다. 이렇게 측정한 허리둘레를 엉덩이 둘레로 나눈 값을 '허리-엉덩이 비율'이라고 한다.

허리둘레 ÷ 엉덩이 둘레 = 허리-엉덩이 비율

이 허리−엉덩이 비율이 1 이상이면 사과형(허리가 엉덩이보다 크다는 의미)이고, 1 이하이면 조롱박형(엉덩이가 허리보다 크다는 의미)이라고 할 수 있다.

건강한 여성은 허리-엉덩이 비율이 0.8을 넘지 않아야 하며, 건강한 남자는 이 비율을 0.95 이하로 유지해야 한다. 특히 남성의 경우 이 비율이 1을 넘으면 복부 비만의 시작으로 판단할 수 있는데, 비율이 증가할수록 심혈관 질환의 위험이 함께 증가한다. 따라서 남녀 모두 심장의 건강을 유지하기 위해 이 비율에 관심을 갖고 낮추도록 노력해야 한다.

체중 관리, 비만의 원인을 알면 해답이 보인다

비만의 주요 원인 물질은 중성 지방이다. 그렇다면 중성 지방이란 무엇일까? 중성 지방이란 '트리글리세라이드(triglyceride)'라고 불리는 지방의 한 종류다. 우리가 음식물로 섭취하는 대부분의 지방은 중성 지방의 형태로 몸에 흡수된다. 콜레스테롤이 세포벽을 형성하는 블록의 역할을 한다면, 중성 지방은 근육에서 사용되는데, 주로 우리 몸의 에너지원으로 쓰인다. 이렇게 쓰이고 남은 중성 지방은 나중을 위해 지방 조직이 되어 배, 엉덩이 등의 부위에 저장되는데, 바로 이것이 비만의 원인이 된다.

또한 우리 몸에 흡수된 탄수화물은 포도당으로 흡수되어 세포에서 에너지로 즉시 사용되고 남은 포도당은 간과 근육에 글리코겐의 형태로 보관된다. 그런데 우리 몸의 글리코겐 창고가 다 채워지면 나머지 글리코겐은 지방으로 전환되어 역시 배, 엉덩이 등에 중성 지방으로 보관된다.

이렇게 보관된 중성 지방은 에너지원으로 사용되거나, 필요한 경우에는 간에서 단백질이나 당으로 변환되어 사용되기도 한다. 그러나 문제는 많은 사람들이 보관된 중성 지방이 채 사용되기도 전에 또 다시 과다한 지방과 탄수화물을 섭취한다는 점이다. 결국 배와 엉덩이 부분에는 갈 곳 없는 중성 지방이 하염없이 쌓여가고 비만은 더욱 심화되는 것이다.

〈그림 3〉은 중성 지방이 우리 몸에서 복부 비만으로 바뀌는 과정을 잘 보여 주고 있다.

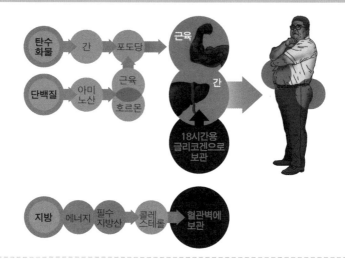
〈그림 3〉 중성 지방이 복부 비만의 원인이 되는 과정

　많은 사람들이 살과의 전쟁에서 지치고 힘들어 하고 있다. 그런데 이것은 작전이 미숙해서 일어나는 문제이며 사려 깊게 치료한다면 체중은 얼마든지 조절할 수 있다. 체중이 늘고 줄어드는 원인은 수학적으로 명백하기 때문이다.

　앞서 살펴본 바와 같이 우리 몸에 들어오는 에너지와 소비하는 에너지의 균형이 맞지 않으면 체중이 늘기도 하고 줄기도 한다. 들어오는 에너지의 양이 소비되는 에너지의 양보다 많으면 우리 몸은 남는 영양소를 장기 저장용으로 바꾸어 뱃살이나 엉덩이 살로 저장하여 체중이 늘게 된다. 또한 들어오는 에너지의 양보다 나가는 양이 많으면 우리 몸은 저장된 에너지를 사용하여 체중이 줄게 된다.

　들어오는 에너지는 대부분 우리가 먹는 음식을 통해 얻는 에너지를 합한 총량이며, 소비되는 에너지는 우리 몸을 지탱하기 위해 사용되는 기초 대사량과 일과 운동을 통해 소비되는 에너지를 합친 총량이다. 따라서 체중 조절에 성공하기 위해서는 섭취하는 칼로리를 서서히 줄이는 한편 자발적인 운동량을 서서히 늘려야 한다.

약간의 과체중인 경우에는 주치의와 상의하여 안정된 체중을 유지하면서 과식을 피하고 운동을 하여 서서히 몸의 잉여 지방을 줄이고 근육량을 증가시키는 것이 바람직하다. 만약 적정 체중보다 30% 이상 많아서 명백한 비만인 경우라면 전문가와 상의하여 행동 양식, 식이 요법, 운동 등을 동반하는 효율적이고 평생 계속되는 체중 조절 프로그램을 시행해야 한다.

건강한 체중 조절, 이렇게 하자

│ 체중 조절을 할 때 무조건 굶는 것은 가장 잘못된 방법이다. 물론 굶는 동안에는 체중이 감소하게 된다. 그러나 이러한 다이어트가 중단되면 체중이 원상 복귀되는 요요 효과(yo-yo effect)가 나타난다.

굶거나 약물을 이용한 다이어트를 하면 이런 요요 효과 외에도 건강에도 아주 좋지 않은 결과를 가져온다. 만약 굶거나 약물을 이용해 영양소의 흡수를 방해할 경우 여러 가지 영양소의 결핍 현상이 나타나서 건강에 치명적인 문제를 일으키게 된다.

또한 피하 조직에 축적된 중성 지방을 에너지로 사용하려면 많은 비타민과 유기물이 필요한데 굶으면 이런 비타민과 유기물의 공급이 중단되고 만다. 이렇게 되면 지방 대사도 원활하지 못하고 두통, 무기력, 불면증 등이 나타날 수밖에 없으며 이 상태가 계속되면 심한 영양 부족 증상으로 장기의 손상이나 전해질 등의 이상으로 생명이 위험할 수 있다.

건강한 체중 조절을 위해서는 무조건 굶을 것이 아니라 제대로 먹어야 한다. 먹는 칼로리의 양을 측정하여 식사량을 줄이고, 특히 지방, 콜레스테롤 함량을 현저히 줄인 균형 잡힌 식사를 해야 한다. 또한 체중 조절을 하려면 염분의 섭취를 제한해야 하는데, 그 이유는 염분을 섭취하면 우리 몸에 필요 이상으로 물을 많이 품게 되어 체중 증가의 원인이 되기 때문이다.

체중 조절을 효과적으로 하기 위해서는 운동도 꼭 필요하다. 〈표 3〉은 68kg의 표준 체중을 가진 사람이 여러 유산소 운동을 했을 때 시간당 소비되는 칼로리의 양을 기록한 것이다.

〈표 3〉 운동에 따른 칼로리 소비

운동의 종류	1시간당 소비되는 칼로리(체중 68kg 기준)
자전거 (시속 10km)	240kcal
자전거 (시속 20km)	410kcal
스키 (크로스컨트리)	700kcal
조깅 (시속 9km)	740kcal
줄넘기	750kcal
달리기 (시속 16km)	1280kcal
테니스	400kcal
걷기 (시속 3km)	240kcal
걷기 (시속 5km)	320kcal
걷기 (시속 7km)	440kcal
수영 (분당 25m)	300kcal

(출처: 1993년 미국심장학회에서 발간한 단행본 『운동과 심장』에서 발췌)

같은 운동을 같은 시간 동안 하더라도 소비되는 칼로리는 체중에 따라 다르다. 〈표 3〉을 기준으로 볼 때 68kg보다 몸무게가 적게 나가는 사람은 소비 칼로리도 그만큼 적고, 68kg보다 몸무게가 많이 나가는 사람은 몸무게에 비례하여 소비 칼로리도 늘어난다. 그러나 체중에 관계없이 격렬한 운동을 할 경우, 더 많은 칼로리를 소비하게 된다. 그리고 이런 운동은 모두 심혈관 기능을 향상시키는 데 크게 기여한다.

결론적으로 특별한 질병이 있는 일부 몇몇을 제외하고 대부분의 사람들은 스스로 체중 조절을 절실하게 원한다면 얼마든지 조절할 수 있다. 그러나 체중 조절을 시도하기에 앞서서 생활 습관을 바꿀 마음의 준비가 되어 있는지 스스로 확인해야 한다. 만약 결심이 단단히 서 있다면 반드시 성공할 수 있다.

● 생활 속에서 쉽게 할 수 있는 유산소 운동

1. 상상 줄넘기

줄넘기는 칼로리 소모가 큰 유산소 운동이다. 평소 가방에 줄넘기 줄을 하나 정도 가지고 다니면서 시간과 여건이 허락될 때 잠깐씩 해주는 것도 좋다. 그런데 줄넘기 줄이 없어도 비슷한 효과를 볼 수 있는 운동이 있다. 바로 '상상 줄넘기'다. 상상 줄넘기는 말 그대로 줄 없이 줄넘기 동작을 하는 것인데, 제자리에서 가볍게 통통 튀면서 양손은 줄넘기를 할 때처럼 가볍게 돌려준다. 진짜 줄넘기보다 칼로리 소모는 적지만 줄넘기 줄이 없어도 제자리 뛰기를 할 만한 공간만 있으면 할 수 있으므로 여러 가지로 편리한 운동이다.

2. 점심시간을 이용한 5분 달리기

점심시간을 이용해 단 5분만 투자해 보자. 가까운 곳에 100m 달리기를 할 수 있는 정도의 운동장이 있다면 꼭 해볼 만한 방법이다. 학창 시절에 하던 100m 달리기처럼 하면 된다. 100m를 최대한 빠르게 달리기 위해 전력 질주하다 보면 숨이 턱까지 차오른다. 이때 그대로 멈추지 말고 숨을 고르며 천천히 걷는다. 그러다 어느 정도 숨이 안정되면 다시 전력 질주한다. 이렇게 딱 5분만 반복하면 빨리 걷기를 30분 이상 하는 것과 비슷한 운동 효과를 볼 수 있다.

3. 잠자기 전 10분 허공 자전거 타기

온종일 제대로 된 운동을 하지 못했다면 잠자리에 들기 전 10분 정도만 투자하자. 누운 상태에서 두 다리를 허공에 들어 올려 자전거 타기 동작을 하면 된다. 이때 허리는 반드시 바닥에 붙인 상태여야 하며 하다가 힘이 들면 다리를 든 채로 잠시 쉬었다가 다시 하기를 반복하여 10분을 채우면 된다. 익숙해지면 상체를 살짝 들어 올리고 양팔을 앞으로 쭉 뻗은 채로 같은 동작을 반복한다. 이 운동은 유산소 운동과 복근 운동을 동시에 하는 효과가 있다.

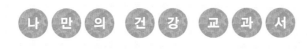

005

심혈관 질환, 콜레스테롤을 관리하고 가족력부터 살펴라

How to Keep Your Heart Health

콜레스테롤이 내 몸을 망친다?

어느 날 30대 초반의 남성 한 명이 심장 발작을 하여 응급실로 실려 왔다. 다행히 위급한 상황을 넘긴 후 정밀 검사에 들어갔다. 아직 젊은 사람이니 심장에 문제가 있다면 선천적 심장 질환이 아닐까 의심했지만 검사 결과는 뜻밖에도 동맥경화증으로 나왔다. 그동안 동맥경화증이 있는 것을 모르고 그대로 방치했다가 심해져 심장동맥으로 들어가는 혈류가 갑자기 감소하게 되면서 심장 발작이 발생한 것이었다. 환자와 보호자에게 이와 같은 사실을 알리자 모두 믿을 수 없다는 반응이었다.

"동맥경화증이요? 그건 나이 많은 사람한테서 생기는 병 아닙니까? 이제 겨우 서른을 갓 넘겼을 뿐인데요."

이 환자의 말처럼 실제로 동맥경화증은 60대 이후에나 발병하는 경우가 많았다. 동맥경화란 말 그대로 동맥이 굳어지는 현상으로 일종의 노화 현상이기 때문이다. 그러나 최근에는 식생활의 서구화로 인해 그 발생 연령대가 점점 낮아지고 있는 추세다. 또한 흔하지는 않지만 30대의 젊은 나이에 동맥경화가 진행되는 경우도 있다.

40~50대만 해도 정기적으로 콜레스테롤 수치 검사를 받는 사람들이 많지만 30대 초반 정도면 아직 젊다는 생각에 정기 검진에 소홀하기 때문에 자신의 몸 상태를 정확히 모르고 있다가 갑자기 일을 당하는 경우가 종종 있다. 앞의 환자도 심장 발작으로 병원에 실려 올 때까지 병원에서 따로 검진을 받아 본 적이 한 번도 없다고 했다.

"고지혈증입니다."

45세의 어느 주부는 평소 비만 때문에 건강에 이상이 있지 않을까 하는 걱정에 종합 검진을 받았다. 그런데 검사 결과 적극적인 식이 요법과 운동 처방이 필요하다는 소견과 함께 고지혈증 진단을 받았다.

"고혈압이라는 말은 들어봤는데, 고지혈증은 뭐죠? 위험한 건가요?"

그 주부는 고지혈증이라는 낯선 용어에 적잖이 당황한 듯했다. 고지혈증이란 혈액 내 저밀도 콜레스테롤과 중성 지방의 농도가 높은 상태를 말하는 것이다. 그 자체가 치명적인 것은 아니지만 방치할 경우 동맥경화증을 유발하고 심해지면 심장 발작 등으로 이어질 수 있으므로 적극적인 관리가 필요하다.

앞선 두 사례를 살펴보면 '콜레스테롤'이라는 단어에 주목하게 된다. 콜레스테롤, 정확한 뜻이 뭔지는 잘 몰라도 누구나 한번쯤은 들어봤을 것이다. 콜레스테롤은 요즘 아이들이 먹는 과자 봉지에도 그 함유량이 표시될 정도로 대중적인(?) 이름이 되었다. 그런데 하도 여기저기서 "콜레스테롤은 나쁜 것이다.""우리 몸에서 추방해야 할 주적이다.”라고 떠들어 대다 보니 콜레스테롤 수치가 높으면 무조건 나쁘고 낮으면 무조건 좋은 것으로 생각하는 사람들이 많다.

우선 콜레스테롤이란 무엇인지 그 정확한 뜻부터 살펴보자. 1784년 프랑스의 한 화학자가 사람의 담석에서 흰색 분말을 추출했는데, 1816년에 다른 화학자가 이를 ‘콜레스테롤’이라고 이름 붙였다. 콜레스테롤이라는 이름의 ‘콜레(chole)’라는 말은 담낭에서 유래되어 어간이 되었고, ‘스테롤(sterol)’이라는 말은 고체라는 뜻으로 어미가 되었다. 나중에 혈액 내의 높은 콜레스테롤 농도와 심혈관 질환 사이에 깊은 관련이 있음이 알려지면서 콜레스테롤이 주목받게 되었다.

요즘은 콜레스테롤이라고 하면 부정적인 이미지가 먼저 떠오르지만 실제로는 우리 몸에 꼭 필요하고 또 없어서는 안 되는 중요한 물질이다. 콜레스테롤은 지방에 속하는 화학 물질로 우리 몸에서 각종 호르몬을 생산하는 데 사용되고, 간에서 지방 소화에 필수적인 담즙을 생산하는 기본 물질이 된다. 또한 세포막 형성에도 콜레스테롤은 반드시 필요한 물질이다.

그런데 이렇게 중요한 역할을 하는 콜레스테롤이 어쩌다 공공의 적이 되었을까? 그 이유는 콜레스테롤이 우리 몸에서 만들어지는 과정을 알면 쉽게 이해할 수 있다.

우리 몸에 필요한 콜레스테롤의 상당 부분은 간에서 생산되어 혈액을 통해 온몸의 조직으로 보내진다. 나머지 음식물로 섭취한 콜레스테롤은 소장을 통해 흡수되어 간으로 보내진다. 이때 간에서 콜레스테롤을 만드는 데 재료가 되는 것이 지방이다. 특히 육류나 유제품과 같은 동물성 지방에 많은 포화 지방은 우리 몸에서 일부는 에너지로 쓰고 20~30%는 콜레스테롤을 만드는 데 쓴다. 하지만 우리가 포화 지방을 많이 섭취하면 간에서 필요한 양보다 훨씬 많은 양의 콜레스테롤을 생산하게 되고, 과잉 생산된 콜레스테롤이 혈관 내벽에 쌓이게 된다.

그런데 콜레스테롤이라고 다 똑같은 콜레스테롤이 아니다. 콜레스테롤 중에는 동맥경화증을 유발하는 나쁜 콜레스테롤이 있는가 하면 오히려 위험을 감소시키는 좋은 콜레스테롤도 있다.

지방인 콜레스테롤이 물을 기본으로 하는 혈액을 통해 자유롭게 움직이기 위해서는 물에 녹는 부분을 가진 단백질인 지단백질과 결합해야 한다. 그런데 콜레스테롤이 지단백질과 결합하는 과정에서 저밀도 콜레스테롤(LDL)과 고밀도 콜레스테롤(HDL)이 생긴다.

대부분의 콜레스테롤은 저밀도 콜레스테롤이라는 이름으로 혈액을 통해 세포에 전달된다. 혈액 내 높은 농도의 저밀도 콜레스테롤은 심장병의 위험과 깊은 관계가 있기 때문에 나쁜 콜레스테롤로 알려져 있다. 혈액 내 저밀도 콜레스테롤의 농도가 높은 경우 동맥 내벽에 콜레스테롤이 축적되어 플레이크(flake)를 형성하게 된다. 이러한 플레이크가 쌓이면 동맥을 좁게 만들고 혈류를 감소시키며, 동맥경화증을 유발하게 된다.

반면에 고밀도 콜레스테롤은 동맥벽에 붙어 있는 나쁜 저밀도 콜레스테롤을 제거하여 간으로 보내는 역할을 함으로써 협심증의 위험을 감소시키기 때문에 좋은 콜레스테롤로 알려져 있다.

혈액 내 콜레스테롤의 농도는 심장병과 밀접한 관계가 있으므로 주기적으로 측정하는 것이 좋다. 혈액 검사를 통해 일단 콜레스테롤의 농도가 높게 나왔다면 전체 콜레스테롤(TOTAL), 고밀도 콜레스테롤, 저밀도 콜레스테롤의 농도 세 가지 모두를 측정해야 한다.

전체 콜레스테롤과 고밀도 콜레스테롤의 농도 측정은 단순하며 금식이 필요 없다. 반면 저밀도 콜레스테롤의 농도 측정은 검사 전에 최소한 12시간 금식해야 한다. 그런데 보통 검사받기 전날 저녁식사를 조금 일찍 하고 잠자리에 들기 전까지만 음식을 금한 후 다음 날 아침 식사를 거르고 병원에 가서 오전 중에 검사를 받으면 생활에 큰 지장 없이 검사를 받을 수 있다.

정상인의 경우 콜레스테롤의 정상적인 농도는 전체 콜레스테롤이 200mg% 이하, 저밀도 콜레스테롤은 130mg% 이하이며, 고밀도 콜레스테롤은 60mg% 이상이어야 한다. 심장병 환자나 심장병의 위험 요소가 많은 환자는 전체 콜레스테롤과 저밀도 콜레스테롤을 일반적인 정상치보다 훨씬 낮게 유지하는 것이 안전하다.

심장병은 대물림된다

  | "아버지가 40대에 심근경색증으로 돌아가셨는데, 저는 괜찮을까요?"

"어머니가 당뇨병이면 딸도 당뇨병에 걸리나요?"

유전이나 가족력과 관련하여 많은 사람들이 이런 궁금증을 가지고 있을 것이다. 유전적인 소인이 주요한 사망 원인 가운데 하나라는 사실은 이제 많은 사람들이 알고 있다. 실제로 건강 상태를 점검할 때 생활 습관만큼이나 중요한 것이 유전과 가족력이다. 우리 몸은 부모의 유전 인자를 물려받았으므로 가계 내의 질병을 알아봄으로써 각자의 위험 요인을 알아낼 수 있다.

예전에는 유전 질환이라고 하면 처음부터 가지고 태어나는 선천적 특이 질환을 말하는 경우가 많았다. 그런데 최근 들어서는 대다수의 성인병이 유전적 요인과 환경적인 요인이 결합하여 발병하는 것으로 알려지면서 일반인들의 유전에 대한 관심이 높아졌다.

심장병 중에도 마르판 증후군(marfan syndrome)이나 엘러스-단로스 증후군(ehlers-danlos syndrome)과 같이 명백히 유전에 의한 질환이 있고, 고혈압이나 대동맥 질환처럼 여러 가지 요인 중 유전적인 요인이 강하게 작용하는 질환도 있다. 이외에 돌연사, 협심증, 심근증, 심부전증, 부정맥, 비류머티즘성 판막 질환, 뇌졸중, 당뇨병, 혈관 질환같이 명확하지는 않지만 유전적인 소인이 발병과 상당한 관련이 있을 것으로 의심되는 질환도 있다.

유전적인 요소가 가진 위력이 얼마나 대단한지 직접 경험한 사례가 있다. 언젠가 불안정협심증 진단을 받은 다섯 명의 환자에게 연속적으로 관상동맥우회술◦을 시행한 적이 있었다. 그런데 놀랍게도 이 다섯 명의 환자가 모두 친형제 사이였다.

"저희 형제가 모두 여덟 명인데 그중 다섯 명이나 똑같은 병에 걸렸습니다. 그래도 이렇게 모두 수술을 받고 건강해졌으니 참 다행입니다."

그나마 이 경우는 오히려 나은 편에 속한다. 한 집안에서 무려 여섯 명이나 심장 이식이라는 대수술을 받은 경우도 있었다.

"말기 심근증 진단을 받았습니다. 심장 이식 외에는 살 방법이 없다고 해서 제주도에서 올라왔습니다. 저 말고도 똑같은 병을 앓고 있는 일가친척이 다섯 분이나 더 계십니다. 그중 몇 분은 벌써 심장을 이식 받으셨고, 저도 곧 수술을 받기 위해 기증자를 기다리는 중입니다."

내게 심장이식술을 받은 그 가족은 지금도 건강하게 잘 살고 있다.

이런 경우가 흔한 것은 아니지만 그만큼 한 가족 내에서 똑같은 병이 발병할 가능성이 높다는 것을 보여 주는 단적인 예다. 이 밖에 최근에는 유전 질환인 대동맥박리증을 앓고 있는 아버지와 그의 자식들 네 명에게 모두 같은 수술을 해준 적도 있다. 이와 같이 심장병 중에는 유전적인 소인이 원인이 되는 질환이 많다는 것을 실제 사례를 통해서도 확인할 수 있다.

그렇다면 자기 자신의 유전적인 소인은 어떻게 점검할까? 최근 30년간 유전학과 분자생물학의 눈부신 발전은 유전적인 질환에 관해 명백한 인과 관계를 밝혀내고 있다. 연구에 따르면 직계 혈연 중에 심장병이 젊은 나이에 발생한 사례가 있는 경우에는 심장병 발생 위험이 매우 높다는 보고가 있다.

즉, 심장병 발생 위험도를 따질 때에는 가족력을 살펴보는 것이 중요하다는 말이다. 우선 부모가 언제 어떤 병으로 사망했느냐 하는 것이 굉장히 중요하다. 특히 부모가 55세 이전에 심혈관 질환이나 암으로 사망했으면 그 자식들도 해당 질환에 걸릴 확률이 높다. 부모가 아직 살아 있을 경우에도 어떤 질환을 가지고 있다면 그것 역시 조심해야 할 부분이다. 이 밖에 할아버지와 할머니, 아버지와 어머니의 형제들, 할아버지와 할머니의 형제들 등 혈연관계에 있는 사람들이 어떤 병으로 사망했는지 또는 현재 어떤 병에 걸려 있는지 미리 알면 도움이 된다.

하지만 비록 자신의 가족력이 유전적 소인의 심혈관 질환에 걸릴 확률이 높다고 해도 지나치게 비관할 필요는 없다는 것이다. 가족력이 있다고 해서 가족 모두가 반드시 심장 발작을 일으키거나 심부전에 빠지거나 뇌졸중에 걸리는 것은 아니기 때문이다. 오히려 심장병이 발생할지 모른다는 생각으로 심장병의 발생 위험을 낮추기 위해 위험 인자 제거와 조기 진단을 위해 노력한다면 다른 사람보다 더욱 건강하게 오래 살 수 있을 것이다.

건강 상식 관 상 동 맥 우 회 술 — — — — — — — — — — — — — — — — —

좁아지거나 막힌 관상동맥 때문에 혈액이 심장에 원활히 공급되지 않을 때 심장 근육에 우회도 로를 만들어 주어 혈액 공급을 원활하게 하는 수술.

가계 내 심장병 가족력을 기록하라

　　유전적인 소인이 있는 심장 질환에 대한 가족력을 효과적으로 파악하고 대비하기 위한 방법으로 이른바 '심장 족보 만들기'라는 것이 있다. 심장 족보란 한 집안의 어르신부터 어린 아이까지 일가친척들의 심장병 관련 질환에 대해서 기록하는 것을 말한다. 이에 대한 사례를 하나 소개한다.

아버지를 심근경색증으로 여읜 윤 씨의 이야기다. 아버지가 40대의 젊은 나이에 돌아가시는 바람에 어머니와 함께 힘겨운 학창시절을 보냈던 윤 씨는 자신도 한 가정의 가장이 되고 나니 슬슬 걱정이 되기 시작했다. 특히 아버지의 네 형제분 중 세 분이 심장 질환으로 사망하거나 현재 심장 질환을 앓고 계셔서 더욱 그랬다. 평소 친분이 있는 흉부외과 의사로부터 '심장 족보 만들기'에 대한 이야기를 전해들은 적이 있는 그는 기회가 된다면 자신도 그 일을 꼭 해보리라 마음먹고 있었다.

그러던 중 홀로 되신 어머니의 칠순 잔치를 계기로 일가친척들이 한자리에 모이게 되는 날이 있었다. 윤 씨는 그날이 기회라고 생각하고 평소 마음먹었던 '심장 족보 만들기'를 실행하기로 했다. 먼저 어머니와 집안 어른들께 집안의 심장 질환 가족력을 기록하는 것이 어떤 의미가 있는지 설명을 드리고 사전에 양해를 구했다. 그리고 당일 원활하게 진행하기 위해 질문지를 미리 작성하여 참가하는 친척들의 수만큼 준비하고 참가하지 못한 친척들에게 발송할 여분의 질문지도 준비했다.

마침내 그날이 되자 윤 씨는 한자리에 모인 친척들에게 준비한 질문지를 나누어 주고 당부의 말씀을 전했다.

"이번에 우리 집안의 '심장 족보'를 만들어 보려고 합니다. 지금 나눠 드리는 질문지에 해당 사항을 정확하게 기록해 주시면 됩니다. 우리 일가의 건강과 행복을 위한 일이니 협조 부탁드립니다."

처음엔 다소 어색해 하고 심지어 "번거롭게 이런 걸 왜 하느냐?"고 부정적인 반응을 보이던 사람도 있었다. 하지만 평소 가족의 화합이 비교적 잘 이루어졌고 또 집안을 이끄는 중심적 인물이었던 윤 씨의 리더십 덕분에 '심장 족보'를 위한 기본 조사는 예상보다 순조롭게 진행됐다. 무엇보다 비슷한 질환으로 사랑하는 가족을 일찍 여읜 경험이 있고, 또 현재도 비슷한 질환으로 고생하고 있는 집안사람들의 건강과 장수에 대한 염원이 공감대를 형성함으로써 윤 씨의 계획을 성공으로 이끌었다.

윤 씨는 이날 회수한 질문지를 바탕으로 가족 관계, 성명, 생년월일, 주 증상, 심혈관 진단, 주요 수술 및 치료, 사망 원인, 사망 시 나이 등이 포함된 종합적인 자료를 만들었다. 윤 씨는 이 자료를 토대로 가계 내에 있는 심혈관 질환의 위험성에 대해 평가를 하고 집안 내에 공유할 계획이다. 그리하여 심장병 위험 요인을 스스로 줄이는 노력을 함께하는 한편, 가족 구성원 모두의 심장병 예방에도 기여할 생각이다.

● **심장 족보를 만들 때 유의해야 할 사항**

1. 가족 모임에서 집안의 중심적인 인물이 가족력의 작성에 대한 제안을 하고 어르신들의 동의를 얻어 시행하는 것이 좋다.

2. 가능하다면 가계 내 모든 사람의 자료를 모은다. 우선 혈연 관계에 있는 모든 직계 가족의 명단을 만들고 각자에 대해 심장병 발병 유무를 기록한다. 이때 가급적이면 조부모, 부모, 형제, 자매 등을 비롯한 가족 모두를 포함해야 의미 있는 가족 병력이 된다. 또한 반드시 어린이와 10대 청소년도 포함하여 질문지를 작성하는 것이 원칙이다.

3. 먼 친척 중에는 정보를 얻는 데 어려움이 있는 경우도 있는데, 이런 때에는 가까운 다른 친척이나 친구를 통해 정보를 얻을 수 있다. 사망하신 분의 경우에는 살아계신 옛날 친구나 함께 살았던 사람으로부터 증언을 들을 수 있다. 때로는 사망진단서나 진료기록부, 신문의 부고란 등에서 정보를 얻을 수 있으며 평소의 증상과 사망 전 상황 외에 믿을 만한 증언이 없는 경우에는 얻어진 정보를 모두 모아서 전문의와 상의하면 가장 가까운 추정 진단을 얻을 수 있다.

4. 급사(돌연사)한 사람과 젊어서 사망한 사람에 대해서는 말을 하지 않거나 원인을 숨기는 경우가 많은데, 완전한 가계 내 심장병 가족력을 작성하기 위해서는 이러한 사망 원인에 대해서 더욱 철저하게 밝혀야만 의미 있는 가계 내 심장병 가족력이 탄생한다. 사망 원인이 불확실한 급사의 경우에는 심장병의 급사 항목에 분류해야 한다.

5. 이렇게 만들어진 가계 내 심장병 위험에 대한 가족력은 계속 보완하여 대대로 물려주면 자손의 건강 증진에 큰 도움이 될 수 있다.

| 가계 내 심장병 가족력 작성을 위한 질문지 |

● 성별에 체크하시오.
  (남, 여)

──

● 현재 나이를 쓰시오. (또는 사망한 사람 대신 작성하는 경우에는 사망 시 나이)

──

● 가지고 있는 심장병력을 쓰시오. (또는 사망한 사람의 경우에는 심장병 유무와 함께 사망 원인을 함께 기록)

──

● 기타 주요 병력을 쓰시오. (예 : 호흡기, 소화기, 간, 암, 사고, 유전적인 질환)

──

● 다음 항목 중 해당되는 질환에 체크하시오.
  – 심장 질환
  – 급사(돌연사)

- 고혈압
- 협심증, 심근경색증
- 대동맥박리증, 대동맥류
- 심근증
- 심부전증
- 부정맥
- 판막 질환
- 혈관 질환
- 당뇨병
- 뇌졸중

● ● ●
환자 치료의 비법은 환자에 대한 관심에 있다.

— 프란시스 피바디

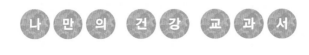

나만의 건강교과서

나의 심장은 뜨겁게 뛰고 있다

내가 의사가 되겠다고 처음 마음을 먹었던 것은 초등학교 때였다. 당시는 6·25 전쟁 직후로 모두가 가난하고 위생적으로도 열악한 환경에서 살던 시절이었다. 의료 혜택을 전혀 받지 못하는 사람들이 태반이었고, 다행히 의료 혜택을 받을 수 있는 형편이라도 워낙 의료 기술이 낙후되어 있던 터라 중한 병에라도 걸리면 어떻게 손 써볼 방법도 없던 시절이었다. 그때 친하게 지내던 친구 한 명이 병에 걸려 학교에 결석을 자주하더니 결국 그 병 때문에 죽고 만 일이 벌어졌다.

"명근이 친구가 죽었다는군."

"아이고, 어린 것이 어쩌다가. 그래, 뭣 때문에 그랬대요?"

"아마 심장병이라지."

어른들이 하시던 말씀을 듣고 나는 깊은 슬픔에 빠졌다. 그리고 정확하게는 알 수 없지만 친구를 죽게 만들었다는 '심장병' 이라는 말이 그때 내 머릿속에 깊이 각인되었던 것 같다. 그때부터 나는 왜 사람이 아프고 죽을 수밖에 없는가 하는 원초적인 질문에 빠져들었다. 어린 나이임에도 불구하고 생명의 소중함을 생각하기도 했다.

치과의사이셨던 아버지는 의사가 되겠다는 꿈을 일찍부터 꾸기 시작한 둘째아들을 매우 자랑스럽게 생각하셨다. 그리고 언제나 특별한 가르침을 주셨다.

"힘든 일이 있더라도 체념하지 마라. 부정적인 생각을 갖지 마라. 너는 할 수 있다."

항상 이런 말들로 내게 자신감을 불어넣어 주셨다. 또한 "시대를 뛰어넘는 사람이 돼라."는 말씀도 잊지 않으셨다. 특히 훌륭한 의학도가 되기 위해서는 선조나 선배들이 이루어 놓은 이론이나 기술에 안주하지 말고 잘못된 것을 고쳐나가도록 노력해야 역사가 발전하는 것이라는 말씀도 빼놓지 않고 해주셨다. 그러한 아버지의 가르침 덕분에 나는 중요한 순간마다 심기일전하여 최고의 의사가 되겠다는 꿈을 향해 한 걸음씩 나아갈 수 있었다.

"아직 전공 안 정했으면 우리 과로 와라."

의과대학에 입학한 후, 나에게 이렇게 말씀해 주시는 교수님들이 몇 분 계셨다. 그때마다 내 대답은 한결같았다.

"저는 약리학을 전공하고 싶습니다."

당시 나는 우리나라 의료 기술이 세계적으로 인정받을 수 있는 분야는 약리학밖에 없다고 생각했다. 우리나라의 강점 중 하나인 한약을 양약에 접목한 신약을 개발하여 인류에 기여하는 의학자가 되겠다는 당찬 꿈을 꾸고 있었다. 그런데 막상 약리학을 하겠다고 가서 본 현실은 생각했던 것과 너무 달랐다. 신약 개발을 위한 연구비 지원은 거의 없었고 내가 생각하던 일들을 하기에는 현실적인 제약이 너무 컸다.

'아차, 이건 아니구나.'

그러나 이 길이 아니라는 것을 깨달았을 때 본과 학생들의 전공 지원이 끝난 뒤였다. 그래도 혹시나 하는 마음에 나에게 오라고 했던 교수님들께 부탁을 드려 볼 생각이었다. 그리고 교수 연구실이 모여 있는 건물로 갔는데, 그때 마침 제일 먼저 눈에 들어온 곳이 흉부외과 교수님 연구실이었다.

"교수님, 저 기억하십니까?"

"그럼 당연히 기억하다마다. 그런데 자넨 약리학 한다고 하지 않았어?"

나는 교수님께 사정을 설명 드리고 너무 늦지 않았다면 기회를 한 번 달라고 부탁을 드렸다. 다행히 교수님은 내게 흉부외과를 지원한 다른 여덟 명의 학생들과 함께 시험을 칠 기회를 주셨다. 그렇게 나의 심장 전문의로서의 이력이 시작되었다.

1984년, 한국에서 레지던트까지 마친 나는 미국으로 건너가 오리건대 부속병원에서 전임의 생활을 시작하면서 인생의 새로운 전환점을 맞이했다. 그곳은 세계 최초로 인공 심장 판막을 개발한 스타 교수가 있는 병원이었다. 나는 그곳에서도 한국에서 했던 것처럼 잘할 자신이 있었다. 게다가 미국에서 전임의로 일할 수 있는 자격을 주는 시험을 매우 우수한 성적으로 통과한 터라 다 잘될 것이라 믿었다.

그러나 막상 나에게 닥친 현실은 그렇지 않았다. 우선 언어의 장벽이 생각했던 것보다 컸다. 한국에서 열심히 공부했던 영어 실력도 실전에서는 무용지물이었다.

"닥터 송, 닥터 송!"

근무 첫날부터 여기저기서 나를 찾아대는데 정신이 하나도 없었다. 게다가 노련한 미국 의사들에 비해 나는 경험도 부족했고 실력도 떨어졌다. 한국에서는 한 번도 해보지 않았던 시술을 그곳의 의사들은 너무나도 숙련되게 하고 있는 모습을 보고 수준의 차이를 실감했다. 벌써부터 나의 수준을 눈치 챈 미국 의사들이 슬슬 나를 무시하기 시작했다. 하긴 실력도 없고 게다가 말도 제대로 알아듣지 못하는 내가 그들 눈에 미덥지 않았을 것이다.

'정신 바짝 차리자. 여기까지 와서 이대로 주저앉을 수는 없다.'

그때부터 나는 일이 끝나면 무조건 영어 공부를 하고 또 조금이라도 시간이 남으면 틈틈이 수술용 바늘과 실로 꿰매는 연습을 했다. 이불, 베개, 수첩 등 가리지 않고 닥치는 대로 바느질을 해댔다. 특히 왼손을 자유자재로 쓰기 위한 맹훈련에 돌입했다.

수술실에 들어가서 보니까 미국 의사들이 한국 의사들보다 월등한 점이 있다면 양손을 자유자재로 잘 쓴다는 점이었다. 나는 한국에서 주로 오른손만 써서 왼손의 감각이 떨어졌는데 왼손만 오른손처럼 쓸 수 있다면 미국 의사들의 실력을 금방 따라갈 자신이 있었다. 또 실전 감각을 익히기 위해 정육점에서 돼지나 소의 심장을 얻어다가 수술 연습을 하기도 했다. 6개월 정도 그렇게 열심히 노력하고 나니까 영어 실력과 수술 실력에 어느 정도 자신감이 붙기 시작했다.

그런데 문제는 아직도 미국 의사들이 나를 무시하고 인정하지 않는다는 것이었다. 내게는 수술을 할 기회조차 주지 않았다. 슬슬 자존심이 상하기 시작했다. 인턴이나 레지던트도 아니고 명색이 전임의인데 언제까지 수술 보조만 하고 있어야 한단 말인가. 나는 동료 의사들에게 내게도 기회를 달라고 했다. 그러나 그들의 반응은 냉소적이었다.

"자네는 경험이 없잖아."

그 말이 나를 더 자극했다.

"경험이 없다고 기회를 주지 않으면 나는 계속 보조만 하란 말인가? 일단 기회를 줘봐. 나도 할 수 있다고. 만약 기회를 줬는데도 내가 제대로 하지 못한다면 그때는 나 스스로 물러서겠네."

결국 나는 모두가 지켜보는 가운데 수술을 할 기회를 갖게 되었다. 대부분 비우호적인 시선을 보내왔지만 그동안 갈고닦은 실력을 드디어 보여 줄 수 있게 되었다는 생각에 내 가슴은 설렜다. 이미 내 머릿속에는 수술에 대한 완벽한 시뮬레이션이 그려져 있었고 내 왼손과 오른손은 완벽하게 움직이고 있었다.

드디어 성공! 나의 수술 장면을 지켜본 의사들과 스태프들의 눈이 마치 믿을 수 없는 장면을 목격한 사람들처럼 휘둥그레졌다.

"정말 처음하는 수술이 맞아? 어떻게 그렇게 잘 할 수 있지?"

미국 의사들은 그저 놀랍다는 반응이었다. 그날 이후로 나는 동료들로부터 '타고난 외과의사'라는 칭호를 얻었다. 무엇보다 기쁜 것은 세계적인 심장 판막 수술의 권위자인 스타 교수의 인정을 받게 된 것이었다. 덕분에 어려운 수술은 무조건 내 차지였고 심장과 판막에 관한 한 거의 다뤄 보지 않은 케이스가 없을 정도로 다양한 수술 경험을 쌓을 수 있었다.

다시 한국으로 돌아온 나는 부천세종병원과 울산대 의대, 서울아산병원을 거쳐 현재는 건국대학교병원 심장혈관센터에서 일하고 있다.

그동안 "최고인 곳에 가려고 하지 말고 네가 가는 곳을 최고로 만들라."고 했던 아버지의 유언과도 같았던 말씀과 "한국에서 새로운 의학기술을 꽃피우고 세계적으로 명성을 떨치라."고 조언해 주었던 스타 교수의 말씀을 교훈 삼아 최선을 다해 왔다.

나는 지금 50대의 삶을 살고 있다. 지금까지 이룩해 온 성과들을 바탕으로 머지않아 우리나라가 전 세계의 심장 의학계를 이끌게 될 것임을 확신하며 나는 다시 한 번 박차를 가하고 있다. 누군가 말했다. "인생의 전반부는 성공을 위한 삶을 살고, 인생의 후반부는 의미 있는 삶을 살라."

이 말은 인생의 전반부는 자신의 목표를 위해 열심히 살고, 후반부는 자신이 이룬 것을 바탕으로 다른 이들에게도 도움이 될 만한 일을 하면서 살라는 뜻이라 생각된다. 그것이 지금보다 더 나은 세상을 우리 아이들에게 물려줄 수 있는 길이라 생각한다. 개인적인 이런 소신 때문에 나는, 내가 그동안 공부하고 쌓아 왔던 경험이 다른 이들에게 도움이 되길 바란다. 이 책을 읽는 이들이 각자의 생을 건강하고 의미 있게 가꾸는 데 조금이라도 도움이 되길 바라며, 나 또한 그들을 응원하며 함께할 것을 약속드린다.

명의 송명근의 건강 교과서

| 펴낸날 | 초판 1쇄 2009년 2월 20일 |
| | 초판 2쇄 2009년 10월 20일 |

지은이	송명근
펴낸이	심만수
펴낸곳	(주)살림출판사
출판등록	1989년 11월 1일 제9-210호

경기도 파주시 교하읍 문발리 파주출판도시 522-1
전화 031)955-1350 팩스 031)955-1355
기획·편집 031)955-4662
http://www.sallimbooks.com
book@sallimbooks.com

ISBN 978-89-522-1091-3 13510

* 값은 뒤표지에 있습니다.
* 잘못 만들어진 책은 구입하신 서점에서 바꾸어 드립니다.

책임편집 한선화